JN046191

2年目からの ICU看護

気道・呼吸・鎮静ケア

著／早川　桂

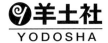

はじめに

　「集中治療室（ICU）での重症患者ケアって何だか難しい」という話をよく聞きます．確かにICUに入室する患者さんは重症で，たくさんのモニター，点滴や機器類にサポートされています．患者さんの状態も複雑で複合的，ドクターに話を聞きたくてもなかなか会えなかったりして，とってもわかりづらいのも仕方ありません．

　ICUナースは一般的に，3～5年目になるとプリセプター制度により，新人ナースの指導に当たることがあります．新人がICUにやってくると，きっと次から次へと質問攻めにあいます．「先輩，患者さんのSpO_2が90%と低いです」「先輩，なんでこの点滴って使っているんですか？」…もう，大変ですね．本書は，ドクターが日頃何を考え気をつかっているのか，またケアの根拠や考え方を先輩ナースの皆様と共有し，指導の参考にもしてもらうための本です．普段はちょっとわからなくても，すぐにドクターに聞きづらいことってありますよね．そんな先輩ナースの些細な疑問や，重症患者ケアで大事なことを本書に詰め込みました．したがって新人ナースは本書を開いてはいけません．2年目以降の先輩ナースがこっそり読んで，新人に指導をする立場になったときには，かみ砕いて自分の言葉で教えてあげてください．

　「ICUの能力は患者さんとナースが中心となった多職種のチームによって構成された総合力によってはじめて発揮される」と私は常々思っています．特にこの考えは，2020年からの新型コロナウィルスのパンデミックによって改めて実感しました．ICUでは，ナース，ナースプラクティショナー，栄養士，薬剤師，臨床工学技士，理学療法士，作業療法士，ドクターなどなどたくさんの方が働いています．感染防護のために顔はみえなくても，その中心的な役割を果たしているのは，間違いなく患者さんの最も近くで24時間365日，常に寄り添っているナースの皆様です．ICU力は看護力と直結しています．

本書ではちょっと難しい集中治療医学を，看護の専門家である皆様と楽しくわかりやすく共有できたらと思います．日々の忙しくて大変だけど，とってもやりがいのあるICU看護やケアに，本書が少しでもお役に立てれば幸いです．

　謝辞
　第4章では私にリハの考え方や技術を本当に事細かく教えてくれた，さいたま赤十字病院作業療法士の西井秋子氏，そして本書の執筆の機会を与えてくれ終始励ましてくださった羊土社編集部の保坂早苗氏，髙野真実氏，スタッフの皆様に心からお礼申し上げます．
　最後に，私に集中治療医学のあらゆる大事なことを教えてくださり，ICUで昼夜関わらず常に試行錯誤しながら，患者さんに思いやりをもってケアにあたっているすべてのナースに感謝を申し上げます．

2024年2月
　　　　　　国家公務員共済組合連合会　虎の門病院　集中治療科
　　　　　　　　　　　　　　　　　　　　　　　　　　早川　桂

2年目からのICU看護 気道・呼吸・鎮静ケア

●目次●

目次

Person ▶ # この本に登場する人

集中治療専門医．ICUにおける看護力が患者さんの回復には最も不可欠なものであるとの信念をもつ．安心安全の理想的なICUとは，患者さんが退室するまでに何も起こらないICUであると考えている．ドクターとナースの相互理解を深めることで，よりよいICUをつくる活動をしている．

いつも「藍ナース」と呼ばれ，みんなから慕われている6年目のナース．師長からの信頼もあつく，新人教育全般の担当．医療安全にも力をいれており，教育が重要と考えている．新人の頃にはICUの天使の声が聞こえていたが，今は忘れてしまっている．趣味は北欧家具を集めること．

新人ナース．ICUに配属されてから，まだ1年たたない．努力家で，早く仕事を覚えて先輩たちの足を引っ張らないようにしたいと思っている．趣味はNetflix鑑賞．
（ふたり合わせて「あい－しう」，あいしーう，ICUというのは偶然）

ICUの安全の守り神で，患者さんと医療従事者の味方．ICU病棟にいつもいる．ICUの安心と安全のために，新人には的確なアドバイスをくれるらしい．ポケットに入れておいたボールペンやアルコール綿，または聴診器がときどきなくなるのは「天使の分け前（Angel's share）」と呼ばれている．集中治療業界では有名な話であるとかないとか．声は普通，新人にしか聞こえないのですが…

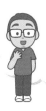

ドクターの視点から，ICUケアのアドバイスや理論的な背景を説明していきたいと思います．

普段のちょっとした疑問点を，一緒に解決していきましょう．

さあ，ICUケアの勉強会がはじまります

Story 0 ▶ **藍ナース，新人教育の担当者に**

 今日からよろしくお願いします！

 こちらこそ！**人に教えることは自分の勉強になるし**，すごくいい機会だと思っています．

 「Enseigner c'est apprendre deux fois」．フランス語で「教えることは二度学ぶこと」って有名なことわざだね．

志宇Ns：え？先生，フランス語ができるんですか？

早川Dr：いや，全く．スマホでネット検索をしたら出てきたので，なんかかっこいいと思ったのでつぶやいてみた．

藍 N s ：最近はネットで検索すると，何でも出てきますよね．

早川Dr：そうなんだよね．でもその情報の真偽が定かでないし，特に医学情報を検索するときには注意だよ．前に，ネットでリハの動画とかをみていたんだけど，内容がけっこういいかげんで，逆の方向に足を曲げちゃったりしていて…もちろん，有用な情報もいっぱいあるけど．

藍 N s ：ネットの検索や動画でも勉強になるコンテンツはあるけど，教科書を読むことも大事ですよね．まあ夜勤明けとかは，きついですけど…

誰でも最初はあたふた…

早川Dr：いきなり話が脱線したけど，志宇さんはICUに配属されて，最初に不安になったこととかある？

志宇Ns：そうですね．ICUには薬やモニターとかがいっぱいあるから，その使い方や見方も覚えていかないといけないし，何より重症な患者さんが多いので，急変とかも多いのかなって．

藍 N s ：確かに急変もあるけど，院内で最も重症な患者さんを診ているのだから，

そういったことが起きないように，厳重に備えていくのが本来のICUですね.

早川Dr：僕もそう思うよ. **最重症の患者さんがいるけど，それでも何も起きず，安全に安心して病棟に戻っていけるのが理想的なICU**だよね.

志宇Ns：**たくさんのモニターとかも，そのためにあるんですね.**

早川Dr：まだまだ完璧ではないし，わからないこともいっぱいあるから理想にはほど遠いけど，そういったICUを目指しているよ.

藍Ns：でも確かに志宇さんの気持ちはわかります. 私も新人のころは担当していた患者さんの血圧が急に下がって，何もできなくてフリーズしてしまったのを覚えているわ.

志宇Ns：私もどうしたらいいかわかりません…そのときの原因は何でしたか？

藍Ns：血圧が下がるっていうと，普通は脱水とか出血とかが最初に思いつくけど，その時は鎮静薬の量が多くて過鎮静になっていたっていうアセスメントでした. だから鎮静レベルを評価しなおして，鎮静薬を減量して対応したわ. 当時の先輩ナースはテキパキとそれに対応していて，とてもかっこいいなって思っていました.

一緒に学んでいきましょう

志宇Ns：ICUって，そういう広い視野でいろいろみないといけないから難しいですね.

早川Dr：そうだね. ICUでは全身を診るし，全部の診療科の患者さんが入るからね. でも，いろいろと知識もつけば，そういったときにも落ち着いて対応ができるようになってくるはず. そのためにもみんなで一緒に勉強していこうね.

藍Ns：じゃあ早川先生，まずは鎮痛や鎮静のレクチャーからはどうでしょうか？

早川Dr：いいね. それではまずは，ICUでよく使われる鎮静薬や鎮痛薬，その評価方法などの勉強からはじめていくことにしよう！

今年も勉強会シーズンがはじまったわね. 私も影ながら，ICUのみんなを応援しているわよ.

大切なポイント

● 最重症の患者さんがいるけど，それでも何も起きず，安全かつ安心して病棟に戻っていけるのが理想的なICU

まずは鎮痛からはじまる物語

- まずは鎮痛から．鎮痛を適切に行えば，不要な鎮静薬を減らせるかもしれません
- ICUでは，患者さんは「安静時」にも痛みを感じています
- 痛みの客観的評価は，BPSかCPOTで行います
- ICUでの鎮痛には，フェンタニルがよく使用されます．いろいろな鎮痛薬の合併症も学んでおきましょう

Story 1 ▶ ICUでの鎮痛薬や鎮静薬

ICUでは，人工呼吸管理を行っている患者さんなどに鎮痛薬や鎮静薬が持続投与されていることが多いですよね．

そうだね．どういった薬があるかな？

志宇Ns：え〜っと，フェンタニルやミダゾラム（ドルミカム®），プロポフォール（ディプリバン®）はよく使いますね．

あと最近は，レミフェンタニル（アルチバ®）という薬も聞くようになりましたね.

早川Dr：どれもICUでとてもよく使われている薬だね．まず薬の各論に入る前に，これらの薬をICUで使用するための，国際的なガイドラインが出されているのは知っているかな？

Lecture 1 ▶ 鎮痛と鎮静のガイドライン，通称iPad！？

2013年に発表された「PADガイドライン[1]」です．ICUでのPain（痛み），Agitation（不穏），Delirium（せん妄）の頭文字をとって，通称「iPAD」ガイドライ

ンと呼ばれています．2018年にはこれらにImmobility（不動）とSleep Disruption（睡眠障害）の2つが加わって「PADIS（パディス）ガイドライン[2]」に更新されました．このPADISガイドラインは日本語訳も出されています[3]．

　ここで重要なのは，まずpain（痛み）とagitation（不穏）とdelirium（せん妄）は分けて考えるということ．pain（痛み）に対しては，「鎮静薬」であるミダゾラムやプロポフォールを使っても意味はありません．分けて考えるとはそういうことで，当たり前ではあるけれど，pain（痛み）にはanalgesia（鎮痛），agitation（不穏）にはsedation（鎮静），delirium（せん妄）にはせん妄対策というのが基本です．

大切なポイント

3つを分けて考えることが重要．

- pain（痛み）　　　→　鎮痛（analgesia）
- agitation（不穏）　→　鎮静（sedation）
- delirium（せん妄）　→　せん妄対策

当たり前だけど，痛みには鎮痛薬が必要ね．痛みが原因で不穏状態なのに，セデーション（鎮静薬，ミダゾラムやプロポフォールの投与）を行っても効果はないわよ．

Story 2 ▶ 鎮痛，鎮静，せん妄の優先順位は？

志宇Ns：セデーションというのはよく聞きます．鎮静のことだったんですね．

藍 N s：特に鎮痛（analgesia）と鎮静（sedation），私もごっちゃにしていました．これからはしっかり分けて考えます．

志宇Ns：ところで，今何か妖精みたいなものがいませんでした？アドバイスをして

くれたようですけど.

藍 Ns ：最近の志宇さん，研修とかが立て込んでて疲れているんじゃない？

早川Dr：あ〜，それは「ICUの天使」かもしれないね．後で教えてあげるよ.

志宇Ns：（えっ？？　なんだろう？）わかりました.

それで鎮痛と鎮静とせん妄の対策，この3つのうち，どれが重要というか，何から入っていけばいいですか？

早川Dr：そうだね．理由は後で説明するとして，まずは鎮痛から入ることが大事だよ.

藍 Ns ：「**まずは鎮痛から**」って覚えておけばいいですね.

…おもしろそうなレクチャーだから，陰から応援するスタイルはやめて，私も参加させてもらうわ！

まずは鎮痛から

　鎮痛と鎮静のどちらが大事でしょうか？もちろんどちらも大事であることはいうまでもないのですが，一般的にはまずは鎮痛から考慮されます．痛みの評価，痛みとは何か？という問題は非常に難しいですが，例えばわれわれは寝ていても痛みを感じたら起きてしまいます．すなわち鎮静薬で寝かせられていても，患者さんは痛みを感じてしまうことがあるということです．これではとてもICUで安楽な療養ができているとはいえません．そこで鎮静薬だけ投与すると患者さんは痛みを感じているかもしれませんので，「**まずは鎮痛から**」入るということになるのです．これは2010年に公表された「人工呼吸器を使用している重症患者に対する鎮静なしプロトコール」という研究[4]でも支持されました．この研究では，「鎮痛のみで鎮静を行わない群」vs「鎮痛＋鎮静を1日1回中断」の両方の群で比較したところ，人工呼吸期間はどちらの群も変わりありませんでした（図1）．したがって**十分な鎮痛が行われていれば，鎮静はなしでもいけちゃうかもしれないという可能性**が示唆されています.

　鎮静を全く使用しないのは大袈裟かもしれませんが，**鎮痛が適切に行われていれば，不要な鎮静（過剰鎮静）を防ぐことができます**．ミダゾラムやプロポフォールのような鎮静薬の量を増やしても上手くいかないときは，むやみにそのまま薬を増量するのではなく，「**鎮痛が適切に行われていないのではないか？**」と立ち止まって考えてみてください.

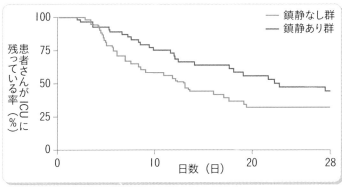

▲ 図1「人工呼吸器を使用している重症患者に対する鎮静なしプロトコール」研究
鎮静なし群：鎮痛のみ，鎮静あり群：鎮痛＋鎮静
鎮静を使わなかった群の方が早くICUから退室できることがグラフから読み取れる.
過剰（余計）な鎮静がなかったことが，早くICUから退室できたことに影響していると思われる.
文献4より引用

大切なポイント

- 鎮静より鎮痛の方が大事かもしれない. **まずは鎮痛から**
- 鎮痛を適切に行えば，不要な鎮静薬を減らせる，過剰鎮静を防げる

Story 3 ▶ 他人の痛みに気づくのって難しい

志宇Ns：まずは痛みから，ということはわかりました. でも痛みに対して実際に鎮痛薬を使うには，患者さんが痛みを感じているのか気づかないといけないですよね.

藍 N s ：でも**痛みって患者さんの主観的な感覚**だから，気づくのが難しいです.

早川Dr：そうなんだよね. いわゆる喜怒哀楽のような感情って他人と共感できるんだよ. 友達が喜んでいたら私も嬉しい，または一緒に映画を見て涙を流すみたいな. でも**痛みだけは絶対に共感できない. 目の前の人が痛がっていても，他人の私は全く痛くない**…主観的な感覚というのはそういうこと.

志宇Ns：なおさら，そばにいる私たちナースが患者さんの痛みに気づいてあげないといけないですね．

天　使：その通りよ．あなたたち医療従事者は「いや，これぐらいのことでは痛いはずはないって」ってよくいってしまいがちだけどね…患者さんが「痛い」といえば，それは本人が感じていることなんだから，痛みがあると評価するのよ．

志宇Ns：わかりました…あっ，妖精！

天　使：妖精じゃないわよ，天使よ．

早川Dr：おっ，どうやら頼もしい新しい参加者も加わったみたいだね．それでは，ここでICUで痛みを感じやすい3つの場面と，あとはその主観的な痛みを客観的に評価すること，すなわち痛みのスコアリング方法などについて学んでみよう．

① ICUでの3つの痛み 〜痛いのは処置だけではない

Lecture 3

　患者さんは痛みをどんなときに感じるのでしょうか？筆者はいつも大きく3つに分類しています（表1）．

① 処置時の痛み：CVカテーテル穿刺の際や，胸水を抜くためにトロッカーを入れるとき，または壊死した組織をデブリードマンするときなど．これらは痛いので，このような外科的な処置の際には局所麻酔薬などを使用して鎮痛します

② 安静時に感じる痛み：**ICUの患者さんは，処置をしていなくても痛みを感じています**．気管チューブの不快感，胃管，各種ドレーンや術後の傷などなど．1つ1つはそれほどでなくとも，全体的にはすごく苦痛に感じることがあります．他にもICUでは自分で寝返りがうてず，背中やお尻は痛くなります．さらに吸引など一般的な看護ケアでも，患者さんは痛みを感じています

③ 非身体的な痛み：心理的または社会的な痛みです．自分の病気が本当によくなるのか，普段接している家族や職場と連絡もできないといった不安などからくる非身体的な痛みです．これは医療従事者のわれわれでは気づきにくいかもしれませんが，逆に気づいてあげるだけで軽減する可能性があります

▼ 表1 ICU での痛みの分類

①処置時の痛み
- CVカテーテル穿刺，トロッカー挿入，外科的デブリードマン，気管支鏡検査など

②安静時に感じる痛み
- 気管チューブや各種ドレーンの違和感
- 創部の痛み
- 身体の制限による痛み（背中が痛い，腰が痛い）
- 吸引などの看護ケア

③非身体的な痛み
- 心理的，社会的，宗教的な阻害から感じる痛み

Lecture 3

② BPS と CPOT
～ICU ではマストの鎮痛評価法

　ICUでは**外科的な処置など**を行っていなくても，患者さんは常に痛みを感じていることがあり，その場合はやはり鎮痛薬が必要となります（前述の②の痛みに該当）．

　鎮痛薬を使用する前には必ず，痛みの客観的な評価を行う必要があります．鎮痛薬の効果があったのかないのかがわからなくなってしまうからです．痛みの評価にはNRS（numerical rating scale，数字評価スケール），VAS（visual analogue scale，視覚的アナログ評価スケール），FPS（faces pain scale，フェイスペインスケール）が有名ですが，患者さんの意識があって，指差しで答えてもらう必要があります．しかしICUの患者さんでは意識障害や，鎮静薬などで寝ていることがあり，指差しをしてもらえない場面も多々あります．その際に使用するのが，客観的なスケールです．痛みは主観であるという点から矛盾しているようにも思えますが，スコアの妥当性は低くありません．こちらは**BPS（behavioral pain scale）またはCPOT（critical-care pain observation tool，シーポットと呼びます）**がよく使われています（表2，3）．

▼ 表2 Behavioral pain scale（BPS）

項目	説明	点数
表情	リラックス	1
	部分的に引きつっている（ex 眉を下げる）	2
	全体的に引きつっている（ex 目をつぶる）	3
	しかめっ面	4
上肢	動かない	1
	部分的に屈曲	2
	指を曲げて，完全に屈曲	3
	ずっと引っ込めた状態	4
人工呼吸器への順応性	換気に同調している	1
	咳はするが，おおむね同調している	2
	呼吸器にファイティング	3
	換気ができない	4

文献5より引用，著者訳
BPS（Behavioral Pain Scale）3 〜 12 点

スコアの一致率が高いから，両方やる必要はなくて，どちらを採用してもOK.
採用率はだいたい半々ぐらい．最近はCPOTの方がやや人気かしらね.

▼ 表3 Critical-Care Pain Observation Tool（CPOT）

指標	説明	点数	
表情	筋の緊張はみられない	リラックス，普通	0
	顔をしかめる，眉がさがる，眼をつぶる，顔が引きつっている	緊張	1
	上記全ての顔の動き，まぶたを強く閉じた状態	顔をしかめる	2
体の動き	全く動かない（痛みがないとは限らない）	動きがない	0
	ゆっくりとした慎重な動き，痛みの部分をさすったりおさえたりする，動作で注意を引こうとする	保護的	1
	チューブを引っ張る，起き上がろうとする，手足を動かす / 暴れる，指示に従わない，スタッフに対し攻撃的になる，ベッドから降りようとする	落ち着きがない	2
筋の緊張（上肢の受動的な屈曲・伸展）	他動的な運動に抵抗しない	リラックス	0
	他動的な運動に抵抗する	緊張，硬い	1
	他動的な運動に強い抵抗があり，完全に動かすことはできない	非常に緊張が強い，硬い	2
人工呼吸器の順応性（挿管患者）	アラームが鳴らない，人工呼吸の穏やかな換気	人工呼吸器や移動に耐えられる	0
	アラームが自然に止まる	咳はあるが，耐えられる	1
	非同調：換気が妨げられる，アラームが頻回に作動する	人工呼吸器ファイティング	2
または			
発声（非挿管患者）	穏やかな発声，静か	穏やかな発声，静か	0
	ため息，うめき声	ため息，うめき声	1
	泣き叫ぶ，すすり泣く	泣き叫ぶ，すすり泣く	2
		合計点数　0～8点	

文献6より引用，著者訳

BPSは3～12点で，CPOTは0～8点です．CPOTでは一般的には3点以上で痛みありと判定されます．ICUで鎮静をされている患者さんはいつ痛みを感じているかわかりませんので，定期的に評価を行います．1日3回程度，三交代ならば各勤務帯で1回行うぐらいが目安です．あとは**何か処置や鎮痛薬の変更を行ったら，その後に再評価をすることも大事です**（図2）．

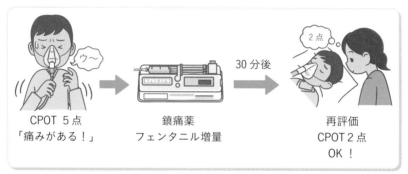

▲図2 薬の変更後も再評価を必ず行う

何か痛みを伴う処置や，鎮痛薬の増減を行なった際は30分後などに必ず同じスコアで再評価をしましょう！ 点数が下がっていればOK！

大切なポイント

- ● ICU で患者さんは「安静時にも痛みを感じている」
- ● 痛みの客観的評価をBPSかCPOTで行う．鎮痛薬を加えたら，再評価を行う

Story 4 ▶ CPOT何点から痛みあり？

早川Dr：痛みを客観的なスケールを使って評価すること，それから鎮痛薬を使ったら再評価すること，わかったかな？

藍 N s：ちなみに当院ではCPOTを採用していて，温度板（重症患者経過表）にも各勤務帯で記載してます．私もCPOTならいつもつけているよ．

天　使：**CPOTなら3点以上で注意が必要ね．患者さんは痛みを感じている可能性があるから．**

志宇Ns：ほんとだ．CPOT 0点とか2点とか書いてありますね．痛みの有無はケアにも重要な情報だから，これからはもっと注意してみるようにします．それでCPOTが3点以上とかで，痛みがあると判断された場合はいよいよ鎮痛薬の出番ですね．

早川Dr：ICUではどんな鎮痛薬が使われているかな？いよいよそれぞれの薬を学んでみよう．

Lecture 4 ▶ 鎮痛薬の特徴を覚えよう！

　ICUでは麻薬（オピオイド）性の鎮痛薬，解熱鎮痛薬，あとは術後であれば局所麻酔薬がよく使われます．患者さんが自己調節できるPCAポンプ（ディスポーザブルで携帯型がほとんど）で，硬膜外麻酔なども行われます（表4）．なかでも**最も多いのは，フェンタニルの持続投与**でしょう．フェンタニルは作用が強く，また即効性があり調節性がよい薬です．即効性があるということは切れるのも早いので，普通は持続静注で投与されます．

- 麻薬性オピオイド鎮痛薬
    - モルヒネ
    - **フェンタニル**
    - レミフェンタニル（アルチバ®）
- 非麻薬性オピオイド鎮痛薬
    - ペンタゾシン（ソセゴン®）
    - ブプレノルフィン（レペタン®）
- 解熱鎮痛薬
    - **NSAIDs**（ロキソニン®，ボルタレン®，ロピオン® など）
    - **アセトアミノフェン**（カロナール®，アセリオ®）
- 硬膜外麻酔（epidural anesthesia：Epi-PCA），静注麻酔（patient-controlled analgesia：IV-PCA）
    - 局所麻酔薬（リドカイン，ブピバカイン，ロピバカイン）±フェンタニル（IV-PCA は基本的にフェンタニルのみが多い）
    - ポンプから持続投与され，さらに患者さん自身が痛みを感じたときに push して追加で鎮痛できる

それでは，各論をみていきましょう．

麻薬性オピオイド鎮痛薬

モルヒネは安価でよいのですが，血圧低下や嘔気，呼吸抑制などの副作用が強く注意が必要です．そのような副作用が軽減されたものがフェンタニルであり，現在よく使用されています．レミフェンタニルは作用が非常に強くいい鎮痛薬なのですが，超超即効性の薬です．そのため投与が止まると「数十秒」で効果が切れてしまうので，シリンジ交換のタイミングなどで痛みが生じてしまいます．手術室のように常に麻酔科のドクターが準備しているなら大丈夫ですが，ICUでは必ずしも常にそばにいるわけではなく，まだ完全には普及していません．今後，使い方がわかってくると広まってくる可能性は大です．

非麻薬性オピオイド鎮痛薬

ペンタゾシン（ソセゴン®）やブプレノルフィン（レペタン®）もよく使用される鎮痛薬です．ただし持続静注というより，静脈注射（ソセゴン® 注射液 15 mg 1 A iv）や点滴投与（ソセゴン® 注射液 15 mg 1 A ＋生理食塩水 50 mL 30分で drip など）で使用されることが多いです．これらの薬は投与量を増やしても，あるところで**鎮痛作用が頭打ちになってしまう「天井効果」**があります．またフェンタニルなど

の麻薬性の鎮痛薬と併用できません．そのため，ベッドサイドで行うような外科的処置の前などに使用するのがよいでしょう．またブプレノルフィンはOddi括約筋を収縮させないため，膵液の十二指腸への排出を止めないということで，以前はよく急性膵炎で用いられていました．しかしこれはあまりエビデンスがないということで，最近は推奨度も低くなってしまいました．急性膵炎でも，フェンタニルは特段禁忌というものではありません．

解熱鎮痛薬

NSAIDsやアセトアミノフェン（カロナール®，アセリオ®）は安全性が高く，こちらも非常によく使われる鎮痛薬です．内視鏡手術後などの小さい創部であれば，これだけでも十分なことが多いです．ただし，安全性が高いといっても無視はできないので，次の章で確認していきましょう．また単独では鎮痛作用が弱くてもフェンタニルと併用することで，その使用量を減らすことができます．これはとても大きい利点です．

Epi-PCA，IV-PCA

Epi-PCA（硬膜外麻酔）やIV-PCA（静注麻酔）は局所麻酔薬を簡易的なポンプで持続投与するものです．Epiは硬膜外，ivは静脈内投与で，PCAはpatient-control analgesiaなので「患者さんがコントロールする麻酔」という意味です．**患者さんが痛みを感じたときに，追加でpushできる**やつです（図3）．Epi-PCAの方が局所に投与できるので効果は高いですが，留置された脊髄の分節以下しか効果はでません．IV-PCAは全身に作用しますが，その分，副作用も多く出てしまうのが欠点です．また硬膜外麻酔は長く留置できないので，1〜2週間など鎮痛薬を投与するには向いておらず，その使用は主に予定手術術後に限定されています．

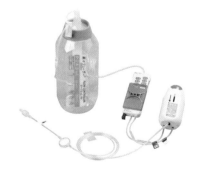

◀図3 **携帯型ディスポーザブルのPCAポンプ**
投与量と速度は容器に記載してある．患者push用のボタンが付いているが，もちろん頻回にpushしても薬が投与されず過剰投与にならないしくみになっている（楽々フューザー™）．
画像提供：スミスメディカル・ジャパン株式会社

● フェンタニルの持続静注

　最後になりますが，フェンタニルの用法用量を紹介します．下記のようにシリンジポンプを用いて持続静注するのがよいでしょう．**維持量が2 mL/hrですむのか，4 mL/hr必要なのかは患者さんによって全く異なるので，ここで何ml/hrで投与してくださいとはいえません．常にCPOTなどのスコアで評価をして，調節することが必要です．**

お薬メモ

フェンタニルの使い方の例

● フェンタニル0.5 mg＋生理食塩水40 mL
　2〜10 mL/hr（開始量は2 mL/hr）で投与する

● CPOT≧3点，sBP>100 mmHgで，2 mL/hrずつup

● 鎮痛薬増量または追加後30分で再評価を行う

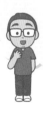

フェンタニルをプロトコルに沿って増量というのはよくあります．
でも，とにかく増やしたらスコアで再評価を．
やりっぱなしはダメだよ．

大切なポイント

● 安静時の痛みに対する鎮痛薬は，フェンタニルが第1選択薬
● レミフェンタニルは今後普及してくるかも
● NSAIDsやアセトアミノフェンを加えるのも，相乗効果が期待できてgood

天使のコラム エピとサブ！？

よく医療用語でEpi（エピ）とSub（サブ）という言葉を目にすると思うわ．**Epi は外という意味**で，**Subは下という意味**よ．Duralは硬膜なので，**Epi**duralで硬膜**外**，**Sub**duralが硬膜**下**ということになるわ．硬膜外血腫のカテーテルがときどき，硬膜下に迷入しちゃうことがあるけど，硬膜の下はもう脊髄のある脊髄腔なので，脊髄麻酔になっちゃって，下肢が麻痺して動かなくなるわ．この場合は即カテーテル抜去よ．脊髄麻酔って，帝王切開や下肢の整形オペで使われる麻酔ね．

よく脳外科でもエピドラとかサブドラというと思うけど，これはacute epidural hematoma（hemは血，omaは腫）なので急性硬膜**外**血腫，acute **sub**dural hematomaで急性硬膜**下**血腫よ．英語が出てきたからって，拒絶反応を起こさないこと．カルテ記載とかでも間違って記載されていることがあるから注意が必要よ．

ちなみにくも膜下出血はSAHだけど，これはsubarachnoid hemorrhageの略でarachnoidすなわちくも膜の下の出血ってことね．読み方は「サブ　ラクナイド　ヘモレッジ」よ．よく「ザー」っていう人がいるけど，ザーなんて一言も出てこないわ．「サブアラ」っていう読み方は正解よ．

Story 5 ▶ 痛みの評価と鎮痛薬の副作用に気づく

早川Dr：よしっ，これで実際の鎮痛薬の使い方を理解できたね．

志宇Ns：まずは痛みの評価→鎮痛薬の投与→痛みの再評価という流れですね．

早川Dr：このあと最後におさえておくべきことは何かな？

志宇Ns：え〜っと，鎮痛薬の副作用ですね．

天　使：Excellent！すばらしいわ．

藍 N s：必ず薬には副作用があるし，私たちナースは患者さんのそばにいるから一番早くそれに気づける立場ですものね．

志宇Ns：じゃあ鎮痛薬でも，その副作用に早く気づいて，報告できるようにしたいと思います．

天　使：いいじゃない．だいぶやる気も出てきたみたいね．

使う以上は必ずおさえよう！
鎮痛薬の副作用

▼表5 よく使う鎮痛薬の副作用とデメリット

	副作用やデメリット	対応
麻薬性オピオイド鎮痛薬		
フェンタニル	血圧低下，呼吸抑制 嘔吐，腸管蠕動の低下によるイレウス せん妄	→減量 →腸管運動促進薬や便秘薬を用いる
非麻薬性オピオイド鎮痛薬		
ペンタゾシン	天井効果（鎮痛作用が頭打ちになる） 麻薬性の鎮痛薬と併用できない	
解熱鎮痛薬		
NSAIDs （ロキソニン®， ボルタレン®， ロピオン®）	薬剤性腎障害 造影剤や抗菌薬と同じくアナフィラキシーを起こしやすい 毎日漫然と使用しない	
アセトアミノフェン	安全性は高いとされるが，大量の慢性投与で肝障害 1日の総投与量に注意．4,000 mg/日が限界	→2,000 mgや3,000 mg/日以下などに減量した方が無難
Epi-PCA，IV-PCA		
硬膜外麻酔 （Epi-PCA）	長期留置で出血や感染のリスク 血圧低下 下肢麻痺	→緊急で対応が必要．すぐに報告 →PCAポンプは自動的に一定量で投与されてしまうので，クランプして投与を止める →硬膜外ではなく硬膜の中にチューブが迷入して起こり得る．この場合はチューブ抜去し，麻痺が回復するのをみる
静注麻酔 （IV-PCA）	全身に投与されるので，呼吸抑制，血圧低下が問題になることがある	→クランプして投与を止める

　代表的な鎮痛薬の副作用やデメリットを表5にまとめましたので，一緒に確認していきましょう．

フェンタニル

　よく使われるフェンタニルは，特に大事です．血圧低下や呼吸抑制はモルヒネほどではありませんが，やはり起こり得ます．また**オピオイドは全般的に腸管の動きを抑制**します．近年**経腸栄養の重要性が強調されていますが，フェンタニルはこれを阻害してしまいます．胃残量の増加など経腸栄養耐性が発生していないか，便が出ているかなどは必ずチェックです．**気づいたら1週間便が出ていなかった…などということにはならないように，フェンタニルを使用中の患者さんは注意しましょう．あと最近は，オピオイドの長期使用による慢性的な中毒も問題となっています．もちろん痛みに対して鎮痛薬を使用するのは重要ですが，漫然と長期間使用しているとICUを退室する頃には麻薬中毒になってしまう可能性もあります（海外では結構問題になっています）．「まずは鎮痛」といっても，On-Offや減量を考える，評価を適宜行い必要最低限の量を使用するようにしましょう．

アセトアミノフェン

　アセトアミノフェンはフェンタニルの使用量を減らせるので，併用して使用することが推奨されています．しかし1日の総投与量が多くなりすぎないように注意しましょう．またこの**4,000 mg/日という範囲内であっても，何週間も漫然と投与していると肝障害のリスクが上がります．**アセリオ® などは1,000 mg/100 mLバック製剤ですので，高齢者や小柄の人などの1回投与量は半量の500 mgにしておいた方がよいです．捨てちゃうのもったいないからとケチらずに，適切な量を投与しましょう．

Epi-PCA

　Epi-PCAは，硬膜外に細いカテーテルを留置して投与するものです．カテーテルの刺激で出血してしまうと脊髄を圧迫して非常に危険なため，留置中は抗凝固薬のヘパリンの投与ができません．ICUではDVT予防にヘパリンが必須ともいえますから，これは大きなデメリットです．またカテーテルからの感染のリスクもあります．このようにEpi-PCAは直接，鎮痛をするので効果は高いのですが，長期留置ができないのがデメリットともいえます．

IV-PCA

　IV-PCAはシリンジポンプが不要になるので，非常に便利です．中身は基本フェンタニルで，全身投与になるので，血圧低下や呼吸抑制に注意します．

アセトアミノフェンの電子添文上の最大投与量は，成人で4,000 mg/日とされています．でもこれも高齢者の方には多く，もっと1日使用量は減らした方が安全です．

　トラムセット配合錠® という内服の鎮痛薬があります．整形外科でよく使われており，いい薬です．これはトラマドールとアセトアミノフェンという成分の配合剤です．1錠にアセトアミノフェンが325 mg含まれていて，もし1日8錠内服すると325 × 8 = 2,600 mg．これにアセリオ® 静注液を1回1,000 mgで1日3回投与したりすると，1日量は3,000 mgだから，総計でアセトアミノフェンが5,600 mg．1日の投与量を余裕で超えてしまっています．アセトアミノフェンの総投与量には注意しましょう．

大切なポイント

- フェンタニルの副作用は血圧低下，呼吸抑制，そして腸管蠕動の低下
- アセトアミノフェンは1日総投与量に注意．4,000 mg/日を超えない．高齢者ではもっと少量で

天使のコラム　レミフェンタニルの使い方

　レミフェンタニルはフェンタニルと比べて，鎮痛効果が強く作用時間の短い薬です．どれぐらい短いかっていうと，投与をやめると数分以内には効果が切れてしまうくらいよ．フェンタニルだと中止しても体にしばらく残っていて，自発呼吸がなかなか再開してこないって患者さんもよくいますよね．レミフェンタニルだと中止してすぐに効果が切れて自発呼吸が再開するため，**すみやかなweaningや抜管が可能**になると考えられているわ．

　そこで，術後挿管されたままICUに入室して抜管を行おうという患者さんの場合は，手術中に使用していたレミフェンタニルをそのままつないでおいて，ICUで終了し，すぐに抜管なんていう方法を取ることができるわ．

　また苦しい呼吸努力もよく抑えてくれるので，COVID-19のARDS患者さんのように呼吸努力（肺を傷つけてしまう悪い呼吸）が強い患者さんにも向いている可能性もあるわよ．

お薬メモ レミフェンタニルの使い方の例

- 電子添文では0.025 γ（μg/kg/min）から開始して，
  0.1〜0.25 γ ぐらいで維持する
  （手術などの全身麻酔では，0.5 γ などで使う）

調製の例
❶ レミフェンタニル2 mg＋生理食塩水20 mL
  2〜8 mL/hr（開始量は2 mL/hr）で投与する
  フラッシュされると呼吸停止の危険，人工呼吸管理中のみ使用する
❷ これだとすぐになくなってしまうので，倍量で作ってもよい
  →レミフェンタニル4 mg＋生理食塩水40 mL　など
  混乱するので，濃度は変えない方がよい

まとめ

　本章では鎮痛と鎮静を分けて考える，そして「まずは鎮痛から」というキーワードを覚えました．具体的な薬の特徴（フェンタニルは必ず自分の病院で使われている用法用量を確認してください．多くはフェンタニル0.5 mg/生理食塩水40 mLで持続投与だと思いますが）と，それから副作用もおさえておいてくださいね．鎮痛・鎮静の考え方の最初の一歩を踏み出せたと思います．

文献
1）Barr J, et al：Clinical practice guidelines for the management of pain, agitation, and delirium in adult patients in the intensive care unit. Crit Care Med, 41：263-306, 2013（PMID：23269131）
2）Devlin JW, et al：Clinical practice guidelines for the prevention and management of pain, agitation/sedation, delirium, immobility, and sleep disruption in adult patients in the ICU. Crit Care Med, 46：e825-e873, 2018（PMID：30113379）
3）日本集中治療医学会：日本集中治療医学会会員の皆様へ　PADISガイドライン日本語訳完成のお知らせ
https://www.jsicm.org/news/news191112.html
4）Strøm T, et al：A protocol of no sedation for critically ill patients receiving mechanical ventilation: a randomised trial. Lancet, 375：475-480, 2010（PMID：20116842）
5）Payen JF, et al：Assessing pain in critically ill sedated patients by using a behavioral pain scale. Crit Care Med, 29：2258-2263, 2001（PMID：11801819）
6）Gélinas C & Johnston C：Pain assessment in the critically ill ventilated adult: validation of the critical-care pain observation tool and physiologic indicators. Clin J Pain, 23：497-505, 2007（PMID：17575489）

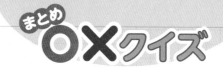

○か×で答えてください．×の場合は何が間違っているのかも考えてみましょう．

1 痛み，不穏，せん妄のうち，最初に対応すべきなのは不穏に対しての鎮静（sedation）である． ☐

2 痛みの評価は NRS，VAS，FPS，BPS，CPOT が代表的だが，このうち人工呼吸管理中で鎮静されていても，抜管後でも両方で使用可能なスケールは「BPS」である． ☐

3 CPOT が5点だったので，フェンタニルの増量またはアセトアミノフェンの投与を実施することとした． ☐

4 フェンタニルは血圧低下，呼吸抑制に加えて，腸管蠕動の低下によるイレウスの合併症がある． ☐

5 89歳の高齢男性，消化器手術が行われ術後 ICU に入室した．慢性腰痛の訴えが強く，アセリオ® 静注液1回1,000 mg の1日4回投与を行った． ☐

---

1. × 最初に対応すべきは痛み（Pain）に対する鎮痛です．「まずは鎮痛から」と覚えておきましょう．

2. × 正解はCPOTです．CPOTは挿管中でも抜管後でも使用することができます．BPSは呼吸器との同調性という項目があるので，人工呼吸管理中のみになります．NRSは数字Number，VASはみた目Visual，FPSは顔Faceと覚えます．これらは鎮静されていると，患者さんは回答できません．

3. ○ CPOTは基本的に3点以上を痛みありと判断します．鎮痛薬を増量または追加投与したら，その後に再評価することも重要です．

4. ○ フェンタニル投与中は経腸栄養耐性やイレウス，便秘が発生していないかをチェックします．腹部X線なども参考になります．

5. × アセトアミノフェンには肝障害の副作用があり，1日総投与量は4,000 mg/dayを超えないこととされています．特に高齢者や痩せている患者さんの場合は，その半量などに減量した方が安全です．

2 鎮静のコツをおさえよう！

▸ 意識の評価方法（GCSとJCS）と，鎮静の評価方法（RASS）をおさえよう
▸「浅い鎮静」の方がメリット大．それでも「深い鎮静」が必要な患者さんとは？
▸ 鎮静は毎日，中止したり減量して，その必要性を再評価しよう

Story 1 ▸ 意識の評価は鎮静前にしよう！

今まで私もごっちゃにしてましたけど，痛みに対しては鎮痛，不穏や興奮に対しては鎮静ってちゃんと分けて考えるのが大事って勉強しましたね．

はい，それで「まずは鎮痛」ということはよくわかりました．

藍Ns：それでは，次は「鎮静」についての勉強ですね．

志宇Ns：え〜っと，鎮静薬といえば，ミダゾラム（ドルミカム®）にプロポフォール（ディプリバン®）に…

ちょっと待って．少し気が早いわよ．具体的に鎮静薬を学ぶ前に，まずは評価する方法を知っておかないと！

志宇Ns：意識状態を評価する方法ですか？

うん，患者さんの意識の状態を把握しておかなければ，どれぐらい鎮静薬を使ったらいいかわからないでしょう？

志宇Ns：それもそうですね．

藍Ns：（あれ？志宇さん，今誰と会話してたのかしら・・・？）

確かに，鎮痛薬もCPOTで痛みの評価をしてから使うんでしたね．ということなら，まずは「意識」や「鎮静の深さ」を評価する方法について勉強しないと．

早川Dr：ちょっと長いレクチャーになるけど，大事なところなのでここでしっかり覚えてしまおう．ICUでケアをする限りはず〜っと使うものだからね．

①意識状態の評価

　バイタルサインといえば，意識，呼吸数，脈拍数，血圧，体温ってすぐに思いつきますか？ ICUでは日常的に，というか毎時間ごとにチェックをしていますよね．単純に意識が「ある」のか，意識が「ない」のかをチェックするのも立派な意識状態の評価方法です．でもそれだけでは足りないでしょうから，実際はあるスケールを使います．そうです．**japan coma scale（JCS）**と**glasgow coma scale（GCS）**です．

GCS

　GCSは意識（E），言葉（V），体の動き（M）をチェックするもので，もともと脳神経外科向きに作られたスコアです．JCSよりもGCSの方が，若干詳しく意識の状態が評価できます．あれっ？最初のEは眼が開くかをみるのではなかったっけ…？と思うかもしれません．確かに正確にはeye opening，すなわち眼が開いているかをみるんですが，別に眼の検査ではないです．ここで診たいのは，眼が開いているかという言葉の通りではなくて，患者さんの「意識があるかどうか」という点ですね．だから，意識があるかを眼の動きで代理して調べるのです．

JCSとGCSの使い分け

　JCSとGCSの使い分けに関しては明確な決まりがあるわけではないですが，筆者は普段のカルテ記録などでは両方つけていて，例えば**電話で脳外科の先生にコンサルトするときは「JCS」を使っています**．電話で「意識レベルはE1V2M5です」っていわれてもすぐにイメージできないですよね．でも「JCS100」ですっていうとすぐに伝わります．「ああ，昏睡状態だけど体は少し動くんだな」って．なので，脳外科の先生にコンサルトするときにはまず**「年齢，JCS，瞳孔サイズ」**をいいます．例として「60歳男性，JCSが2から100に低下，瞳孔は右2 mm，左5 mm」っていわれたら，「あっ，もう緊急手術必要だな」って伝わります．電話で「意識レベルがE3V4M6からE1V2M4に落ちました！！」とかいわれても，一瞬「えっ？何？何？」ってなっちゃいます．電話を受ける側のことも考えて伝えるってこういうことですね．特に仮眠中にPHSで起きて，GCSにすぐ反応できる猛者はいないと思います．笑

大切なポイント

- 普段はJCSとGCSの両方を記録．電話ではJCSが伝わりやすい．たぶん．

Lecture 1 ▶ ②まずはGCSを覚えよう！

▼表1 Glasgow Coma Scale（GCS）

1．開眼（eye opening, E）	E
自発的に開眼	4
呼びかけにより開眼	3
痛み刺激により開眼	2
なし	1
2．最良言語反応（best verbal response, V）	V
見当識あり	5
混乱した会話	4
不適当な発語	3
理解不明の音声	2
なし	1
3．最良運動反応（best motor response, M）	M
命令に応じて可	6
疼痛部へ	5
逃避反応として	4
異常な屈曲運動	3
進展反応（除脳姿勢）	2
なし	1

正常ではE，V，Mの合計が15点，深昏睡では3点となる．
文献1より引用

　表1が代表的なGCSの表です．ちょっとわかりづらくないですか？例えば，V4混乱とV3不適当の違いとか，M4の逃避反応として，とかどういう意味だろうって思いますよね．極力わかりやすくお伝えしますので，長いですがお付き合いください．
どれも最良をとる！
　EとVとMがあります．E（eye opening）：開眼，V（verbal）：最良言語，M（motor）：最良運動です．**「最良」をとる決まりになっているので，「V3〜4です」というのはダメです．この場合は「V4」になります．**

①E：開眼

まずは「E：開眼」から．これは比較的簡単です．4項目で構成されています．

- E4：15秒ぐらい以上，自発的に目を開けていられたらE4
- E3：呼びかけで開眼します．しばらくは目を開けていられても，放っておくと目が閉じてしまう場合はクリアではなくて，軽い意識障害があるのでE3としましょう（前日に遅くまで飲んでいて，翌日に退屈な講義を聞いているときの私たちの状態を想像してください．ウトウト…今この本を読んでいる皆さんが，E3でないことを期待します）
- E2：痛み刺激で開眼する
- E1：開眼しない．**間違えやすいのは，どうみても意識がないけど，まぶたの関係で目だけが開いてしまっている場合**．例えは微妙ですけど，時代劇で刀で斬られた侍が「うぉ～」っていって，目を開きながら死んじゃったシーン．言葉通り開眼しているからといって，E4です，クリアですっていうのはおかしい．侍は目は開いてるけど，切られて死んじゃっているから，ここは忖度してE1とつけます．すなわちここで診たいことは，実際に目が開いているかという事実ではなく，簡易的に意識があるかをチェックしたいわけです．したがって意識クリアはE4，昏睡はE1でそれを簡易的に目でみてみましょうということです

②V：最良言語反応

次に「V：最良言語反応」．これは5項目からなります．「混乱した会話」とか「不適当な発語」など違いがわかりづらいので，解説していきます．なお，挿管中の場合は「Vt」といいます．tは「tube」のことです．

- V5：**見当識が保たれているもの**．いい換えると「見当識障害がない」もの．見当識とは？下記を参照してください
- V4：**見当識が保たれていないもの**．いい換えると「見当識障害がある」もの．V5とは逆ですね
- V3：質問に対して答えが返ってくるかを判断してください．例えば「お名前はなんですか？」と聞いてみてください（V4V5は「私は誰ですか？」と質問しますが，V3では見当識を聞くわけではないので，いつも通り患者さんのお名前を聞く会話でOKです）．ここで「佐藤です」とか，「ニールです」って答えられれば，それが正解かどうかは別として，V4以上とします．名前を聞かれたのに対して，何らかの名前を答えているからです．それに対して「お名前はなんですか？」と聞いて，「トマト！」とか「うるせ～，酒飲ませろ～」とかいわれたらV3とします．名前を聞

いているのに,「うるせ〜」は質問に答えていないからです.発語が会話
(conversation)か単語（words）であるかという教科書の記載もありますが,違
いの判定が難しいため,あまり考慮しません

- V2：「ウー」「アーアー」など
- V1：発語なし

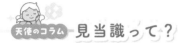

天使のコラム 見当識って？

　見当識とは「時間,場所,人」の認識のことよ.それぞれみてみましょう.
　時間は,「今日は何月何日ですか？」と聞いてみます.1,2日ぐらい外れてしまうことは大目にみてあげましょう.私たちでも間違えちゃうこと,あるわよね.日付が難しければ,季節でもOKよ.
　場所は,「ここはどこですか？」と聞きます.「病院」と答えられたらOKよ.
　最後の,人に関する質問のしかたで間違いがよくみられるわ.「あなたのお名前は何ですか？」と聞いていたら間違いよ.自分の名前は意識が障害されていても反射的に答えられることはけっこう多いわ.正しい質問のしかたは,**「私は誰ですか？何をしている人ですか？」**と聞くのよ.通常であれば,服装などをみて「ナースさんですよね」とか,名札をチラ見して「〇〇さんですかね」と答えることができるはずよ.おそらく私たちもそのように答えると思うわ.すなわちここでの「人」とは,主治医やナース,家族など「周りの人」を正しくそれと認識しているかを確認します.見当識が障害されていると,この質問に対して「妹の〇〇」とか「知らね〜よ」とか違う答えが返ってくるわよ.
　すなわち**見当識とは「自分のことを認識する能力」ではなく,「自分以外のまわりの環境を認識する能力」**のことをいうのよ.したがって時間,場所,人は前述のように,まわりの環境に関する質問をするのね.豆知識だけど,認知症の場合は,時間→場所→人の順番に障害されてくるそうよ（日付がわからなくなり,自分がどこにいるかわからなくなり,そして周りの人もわからなくなるわ）.

③M：最良運動反応

最後に「M：最良運動反応」．これは6項目からなります．有名なGCS体操というのもあるので，あわせて覚えてしまいましょう（図1）．

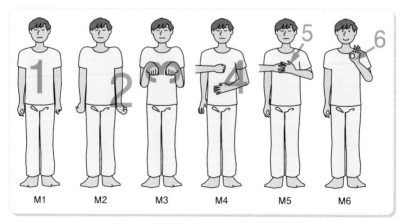

▲ 図1 **GCS体操**
文献2より引用

- M6：従命が入ります．両手を握って，離してもらえるのでもOKです
- M5：胸骨の正中部（けっこう痛いところ）に痛み刺激を加えて，患者さんの手がそこにくればM5です．これをローカライズする（手が局所に届く，手が焦点に届く）といいます
- M4：逆にローカライズしないのがM4です．すなわち胸骨正中部に痛み刺激を加えると，手を動かしますが，正中部からは外れて明後日の方向にいってしまったり，腕がお腹あたりまできて，止まってしまうもの．「あ～，おしい！」というのがM4です．手が痛み刺激の部分から離れているのでwithdraws（逃避）とも記載されますが，別に逃げているわけではなく，届いていないだけです．ちなみに次のM2M3と区別して，M4以上では「脇は開く」とされます．M2M3では「脇は開きません」．またM2M3は脳の「異常」な反射であって，M4とは明確に区別します．例えば，**ほんの少しだけ腕がビクッと動いた場合，動きの大きさにかかわらずM4とします．腕が少ししか動かないからM1の上のM2にしておこうというのは間違い**．M4はけっこう幅広いのです
- M3：異常屈曲．図1のイラストで形を覚えてください．除皮質硬直ともいいます．腕は閉じます

- M2：異常進展．これも図1のイラストで形を覚えてください．除脳硬直といいます．腕は閉じます
- M1：痛み刺激を加えても，全く動きません．もしピクっとしたら，M4になります

挿管中，鎮静中の評価

　ICUで挿管されている患者さんはVtになりますが，これはV1で計算するというルールみたいなものがあります．そうするとICUの患者さんは，E1V1M1ばかりになってしまいます．これだと本当に意識が悪いのか，単に鎮静や寝ているだけなのかがわかりません．そのため，実際にGCSをつけるときは鎮静されていて意識がない場合でも，その**患者さんが「鎮静されていない」と仮定して，そのもともとの意識レベルを推定してつけます**．だから定時の予定手術術後は患者さんが寝ていたとしても，E4V5M6がほとんどです．推定するためにはもともとの意識の情報がいるので，**入院時や入室時にしっかりとGCSで記録を残しておくことが大事です**．それでも実際に寝ているところも表現したいという場合は，鎮静中の患者さんはE4V5M6（実測E1VtM4）などと記載する方法もあります．ICUのなかで統一した記載のルールを決めておきましょう．

大切なポイント

- V4V5の見当識のチェックが大事
- 見当識の「人に関する質問」は「私は何をしている人でしょうか？」
- ちょっと動くのは「M4」に．M2ではない

▶ ③JCSを極めよう！

▼ 表2 Japan Coma Scale（JCS）

Ⅲ．刺激をしても覚醒しない状態（3桁の点数で表現） （deep coma, coma, semicoma）
300．痛み刺激に全く反応しない 　200．痛み刺激で少し手足を動かしたり顔をしかめる 　100．痛み刺激に対し，払いのけるような動作をする
Ⅱ．刺激すると覚醒する状態（2桁の点数で表現） （stupor, lethargy, hypersomnia, somnolence, drowsiness）
30．痛み刺激を加えつつ呼びかけを繰り返すと辛うじて開眼する 　20．大きな声または体を揺さぶることにより開眼する 　10．普通の呼びかけで容易に開眼する
Ⅰ．刺激しないでも覚醒している状態（1桁の点数で表現） （delirium, confusion, senselessness）
3．自分の名前，生年月日が言えない 　2．見当識障害がある 　1．意識清明とは言えない

注　R：Restlessness（不穏），I：Incontinence（失禁），A：Apallic state または Akinetic mutism　たとえば　30R ま
たは　30　不穏とか，20I または　20　失禁として表す．
文献3より引用

　JCSはそこまで難しくはありません．基本的に1桁と2桁は覚醒（開眼）します．
1桁は刺激しないでも覚醒しているので，患者さんにいろいろな質問をします．JCS2
では見当識が障害されています．すなわち，自分以外のまわりの情報がわからなくな
るんですね．JCS3までいくと，まわりのことだけでなく，自分のこともわからなく
なってしまいます．

JCSの特徴

　JCSでおもしろいのは，いま1つはっきりしないというJCS1というのがあること
ですね．これはGCSにはなくて，GCSではE4V5M6になってしまいます．普段とち
ょっと違う，なんとなくぼんやりというときは，容赦なくJCS1をつけてみましょ
う．JCS1は軽症と捉えるのではなく，立派な意識障害ありとみます．その後悪化し
てくることがあるので，注意していきましょう．

2桁は刺激で覚醒するのですが，その刺激の強度で決めます．

3桁は基本的に覚醒しません．それぞれの内容はそれほど難しくないので，表2を みて覚えてしまいましょう．ここで**大事なのは，JCSとGCSを一致させること**です． しばしば記録で一致していないものをみかけることがあります．

JCSとGCSを一致させよう

表3がJCSとGCSの対応表です．ポイントとなる部分をみていきましょう．

- **JCSには1という状態があります**．今1つはっきりとしない状態．これはGCSだと E4V5M6になってしまい表現はできないのですが，JCSの特徴の1つでしょう
- **JCS2は見当識障害なのでV4ですね**
- JCS10と20はE3に対応します．JCS30がE2になります
- 一番間違えやすいところですが，**JCS100はE1V1M5で，JCS200はE1V1M4**です． 覚えてしまいましょう．ちなみにM2やM3のような異常反射はJCS200に該当し ます．したがってM4〜M2を含むJCS200は結構幅広です

大切なポイント

- JCS100はE1V1M5
- JCS200はE1V1M2〜4
  （ただし，M2とM3は脳の異常反射のためレア）

GCSとJCSはICUでは毎日つけるものなので，あんちょこに頼り続け ないで，しっかり覚えてしまいましょう．

JCS*	GCS		
	E：開眼	V：発語	M：最良運動反応
刺激しなくても覚醒している状態			
0：意識清明	4：自発的に	5：見当識あり	6：命令に従う
1：大体意識清明だが，今一つはっきりしない	4	5	6
2：時・人・場所がわからない（見当識障害）	4	4：混乱した会話	6
3：自分の名前・生年月日がいえない	4		
刺激すると覚醒する状態			
10：普通の呼びかけで容易に開眼する	3：呼びかけにて	**3混乱した言葉**	
20：大きな声または体を揺さぶると開眼する	3		
30：痛み刺激にてかろうじて開眼する	2：痛み刺激にて	**2：理解不能な音声**	
刺激しても覚醒しない状態			
100：痛み刺激に対して払いのけるような動作をする	1：まったくなし		5：疼痛部へ
200：痛み刺激で手足を動かしたり，顔をしかめる	1		4：逃避
			3：異常屈曲
			2：異常進展
300：痛み刺激にまったく反応しない	1	1：まったくなし	1：まったくなし

JCSの各スコアの右側に，それに対応するEVM各要素の点数を示す．GCSのV（発語）については，JCS3から200のスコアに対応する点数が特定されないため，V3・V2（**太字**）はそれぞれ仮にJCS10・30の行に記載した．GCSのM（最良運動反応）については，JCS3から30のスコアに対応する点数は特定されない．
＊意識清明をJCSでは"0"と表現するため，これを表に追加した．
文献4より引用して改変

RASSを使っていますか？
浅い鎮静と深い鎮静

Story 2

志宇Ns：大変でしたけど，GCSとJCSは覚えられました．表をそのまま覚えるのは無理でも，流れというか考え方がわかれば覚えやすいです．あとGCS体操も．

藍Ns：私もちょっと疲れましたけど，だいぶわかってきました．意識の評価の次は，いよいよ「**鎮静の評価方法**」ですね．

早川Dr：鎮静の評価方法は昔からいくつもあったけど，今は「**RASS（richmond agitation-sedation scale，ラスと呼びます）**」というものが広く使われているよ．これをおさえておこう（表4）．

＋4	好戦的	暴力的，スタッフへの危険	
＋3	非常に興奮	攻撃的，チューブやカテーテルを抜去	
＋2	興奮	非意図的な運動，人工呼吸器にファイティング	
＋1	落ち着かない	そわそわ，もぞもぞ	
0	落ち着いている	自発的に開眼，おちついている	
−1	傾眠	うとうと，呼びかけて10秒以上アイコンタクト	浅い鎮静
−2	軽い鎮静	呼びかけで10秒未満のアイコンタクト	
−3	中等度鎮静	呼びかけでもぞもぞ，開眼するもアイコンタクトなし	深い鎮静
−4	深い鎮静	呼びかけに無反応，痛み刺激で動き	
−5	昏睡	呼びかけも痛み刺激も無反応	

▲ 表4 RASS（richmond agitation-sedation scale）

藍Ns：これも当院のICUでも使っていますね．

早川Dr：RASSはプラス＋とマイナス−があって，**プラスの方は興奮している状態，マイナスの方は鎮静している状態**をあらわしているよ．

藍Ns：RASS＋3とか＋4は興奮していて危険ですよね．ところで，鎮静でよく聞く「**浅い鎮静**」と「**深い鎮静**」って何でしょうか？

早川Dr：おおむね0～－2ぐらいを「浅い鎮静」，－3～－4ぐらいを「深い鎮静」というんだ．ここで問題，「浅い鎮静」と「深い鎮静」どっちが患者さんにメリットが大きいと思う？

志宇Ns：事故抜管などが起こらないように，鎮静は深い方がいいんじゃないですか？

早川Dr：そうだね．事故抜管が起こってしまうと危険だよね．でも，一概にすべての患者さんを深い鎮静にするわけにはいかないんだ．深い鎮静の欠点・デメリットには何があるだろう？考えてみよう．

Lecture 2 ▶ 「浅い鎮静」のメリットは大きい！

　確かに事故抜管予防という観点のみから考えると，「深い鎮静」の方がよさそうですね．それに昔は，ICUの患者さんは重症でストレスや侵襲も大きいので鎮静を深くして，さらには今ではあまり使わないですが，筋弛緩薬も持続で使って「無動」状態にするのがあたり前田のクラッカー，すなわち当然と思われていました．古い医療ドラマとかでは，病室の前に「面会謝絶」なんて札がかかっているのをみたことがあるでしょうか？しかしその後，「深い鎮静」にはいろいろとデメリットが多いことがわかってきました．「浅い鎮静」と「深い鎮静」の利点と欠点をみてみましょう（表5）．

▼ 表5 浅い鎮静と深い鎮静の比較

	浅い鎮静 （RASS 0～-2）	深い鎮静 （RASS -3～-4）
メリット	● 人工呼吸期間の短縮 　→人工呼吸器関連肺炎（VAP）の予防 ● 早期からリハビリテーションが開始できる ● ICU滞在期間の短縮	● 身体や呼吸の安静が保てる
デメリット	● 事故抜管は増加 　→しかし「再挿管率」は増えず	● VAPの増加 ● 筋力が低下 ● せん妄の増加

　「深い鎮静」を続けていると，人工呼吸器関連肺炎（ventilator-associated pneumonia：VAP）を合併し，また抜管後も筋力がなくて離床できなくなったり，せ

ん妄を合併したりということが多くなります．ICUで重症だから，VAPになっても当たり前ではなく，ならないに越したことはないです．**「浅い鎮静」は，「深い鎮静」よりも人工呼吸期間を短縮し，VAPを予防，また早い段階からリハもできるので，早期離床につながります**．デメリットとして考えられる事故抜管は確かに件数は増えていたのですが，しかし再挿管率はそこまで増えませんでした．これはすなわち，「もうweaningがすんで抜管直前の患者さんが，多く事故抜管してしまっている」ということを示しています．なので事故抜管されても，再挿管は不要なことが多かったということです．**総合的に考えると，「浅い鎮静」の方がメリットは明らかに大きいです**．

大切なポイント

- 浅い鎮静で，VAP予防に早期リハ
- 浅い鎮静でも，事故抜管はほとんど問題にならない

Story 3 ▶ 鎮静レベルの目標は？

藍Ns：もともとの病気が改善しても，肺炎を合併していて，筋力も落ちてベッドからも起き上がれないなんてことがよくありますけど，これは「深い鎮静」の副作用でもあるんですよね．

早川Dr：そうだね．だから**基本はすべて，「浅い鎮静」でいるということが大事**だよ．

天使：あと，もう1つ．**担当している患者さんの目標の鎮静レベルを明確にしておくことも大事**よ．今受けもっている患者さんの鎮静レベルの目標が「RASS 0〜−2」なのか「RASS −3〜−4」なのかしっかりと意識して，鎮静薬を調整すること．

早川Dr：そうだね．目標がなければ，どれぐらい鎮静薬を使えばいいのかもわからないってことになってしまうよ．

志宇Ns：わかりました．鎮静薬を使っている患者さんを担当するときは，目標の鎮静レベルを確認してから鎮静薬のアセスメント行うようにします．ちなみに「浅い鎮静」の方がいいってことはわかりましたが，それも全員ではないですよね．「深い鎮静」が必要な患者さんってどんな状態ですか？

藍 N s ：確かに志宇さんのいう通り，「深い鎮静」が必要な患者さんもいるよね．そ
ういった患者さんの特徴を覚えておいて，それ以外では「浅い鎮静」を基
本と考えるのがいいわね．

Lecture 3 ▶ 深い海の底ではなくて… 「深い鎮静」が必要な患者さんは？

　例えば，発症早期でノルアドレナリンとかを高用量で使っている敗血症ショック．
こういう患者さんは敗血症と戦うのにエネルギーを使うので，「深い鎮静」にして体
を休ませてあげる必要があります．同様に，**呼吸努力が非常に強い肺炎などの初期段**
階の患者さんも「深い鎮静」が必要です．これは重症なCOVID-19の患者さんでも
多くみられました．呼吸努力が非常に強い場合は，その呼吸で肺を傷つけてしまうこ
とがありますので，鎮静を深めにして，強い呼吸努力が起こらないようにします（鎮
痛も大事）．ほかにも中毒で興奮が非常に強い場合（興奮を起こしている薬が体内か
ら消えるまでの間だけ），**低体温療法〔最近は体温管理療法（targeted temperature**
management：TTM）あるいは体温維持療法といいます〕を実施しているときも「深
い鎮静」が必要です．低体温療法を鎮静なしでやったら，寒くて寒くて拷問状態です
よね（鎮静が浅いと，シバリングが起きて酸素消費量は上がってしまい，低体温療法
では逆効果になってしまいます）…

　いずれにしても「深い鎮静」は期間限定って考えておいた方がよいです．**3～7日**
間以内ぐらいをまずは目安にしておいてください．これ以上の期間になると，深い鎮
静の副作用が特に強く出てしまいます．

こういった状態のときは「深い鎮静」を行うよ．
・発症早期の敗血症性ショック（高用量の昇圧薬を使用中）
・呼吸努力が非常に強い場合（ハーハー，ゼーゼーしている）
・中毒などで興奮（agitation）が非常に強い場合
　・腹部開放管理（open abdominal management：OAM）
　・体温管理療法（TTM）実施中（頭部外傷，CPA*蘇生後など）
*CPA：cardiopulmonary arrest（心肺停止）

　こういった患者さんではICUに入室した当初は「深い鎮静」にしていても，いいタイミングで鎮静を浅くしていく配慮が必要です．でも，そのタイミングは実際に鎮静薬を減量したり中止したりしてみないとわかりません（**1日1回鎮静中断**といいます）．**無駄にダラダラと深い鎮静を続けないようにしましょう．**

大切なポイント 🔍

- 呼吸努力を抑えたいときや低体温療法などの場合を除いて，基本的に「浅い鎮静」を目指す
- 漫然と「深い鎮静」を続けることは，患者さんの合併症を増やすだけ
- 鎮静は実際に中止したり減量してみないと，その必要性はわからない

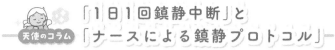

天使のコラム 「1日1回鎮静中断」と「ナースによる鎮静プロトコル」

　1日1回鎮静中断（daily sedation interruption）はプロトコルに基づいて，毎日鎮静を1日1回中断する方法よ．これにより人工呼吸の期間が短くなるのではって期待をされているけど，まだ研究で本当に有効かはわかっていない部分もあるわ[5,6,7]．

　でも**毎日，鎮静の中止や抜管ができないかって評価や調整をしたりするのは大事**ね．結局，鎮静は切ってみないとわからないってことよ．

　もう1つは，ナースがプロトコルに基づいて，鎮静を積極的かつこまめに調整する方法よ．これはたまにしかICUに来ないドクターが鎮静を調整するよりも，人工呼吸期間などを短くすることができてよかったと報告されているわ[8]．どこの国でもナースとドクターの関係って同じなのかしらね．

・まとめ・

　GCS，JCS，RASSは正しくつけられるようになりましたか？　適切な鎮痛に，「浅い鎮静」を加えていくのが鎮痛・鎮静の基本となります．一部の患者さんでは「深い鎮静」を必要とする場合もあります．ほんと一部ですけどね．

　それから鎮静は毎日，減量したり中止してみないとその必要性はわかりません．とにかく漫然と毎日，鎮痛・鎮静が同じ量で投与されていたらフラグを立ててください．おそらくそれはよい鎮痛・鎮静ではありません．当たり前ですけど，患者さんの状態は毎日変わっていますからね．

文献

1) Teasdale G & Jennett B：Assessment of coma and impaired consciousness. A practical scale. Lancet, 2：81-84, 1974（PMID：4136544）
2)「教えて！ICU　Part2　集中治療に強くなる」(早川　桂／著)，p.39，羊土社，2015
3) 大田富雄, 他：急性期意識障害の新しいgradingとその表現法(いわゆる, 3-3-9度方式). 脳卒中の外科研究会講演集第3回, 61-66, 1975
4) 並木　淳, 他：GCSによる意識レベル評価法の問題点：JCSによる評価との対比. 日臨救急医会誌, 10：20-25, 2007
5) Kress JP, et al：Daily interruption of sedative infusions in critically ill patients undergoing mechanical ventilation. N Engl J Med, 342：1471-1477, 2000（PMID：10816184）
6) Girard TD, et al：Efficacy and safety of a paired sedation and ventilator weaning protocol for mechanically ventilated patients in intensive care（awakening and breathing controlled trial）: a randomised controlled trial. Lancet, 371：126-134, 2008（PMID：18191684）
7) Mehta S, et al：Daily sedation interruption in mechanically ventilated critically ill patients cared for with a sedation protocol: a randomized controlled trial. JAMA, 308：1985-1992, 2012（PMID：23180503）
8) Brook AD, et al：Effect of a nursing-implemented sedation protocol on the duration of mechanical ventilation. Crit Care Med, 27：2609-2615, 1999（PMID：10628598）

まとめ ◯✕クイズ

◯か×で答えてください．×の場合は何が間違っているのかも考えてみましょう．

1 58歳男性．頭部外傷でICU入室となった．目をつぶっているが，呼びかけで開眼する．名前を聞くと自分の名前は答えられるが，日時を聞いても異なった月が返ってくる．指示動作に対して両手をしっかりと離握手可能であった．この患者さんのGCSはE3V3M6である．

2 前述の患者さんが入室30分後にレベルが低下した．呼びかけで開眼なし，発語もなくなった．痛み刺激に対して手足を少しだけ動かす．JCS 100でGCS E1V1M4と評価する．

3 前述の患者さんが緊急手術となり，術後は人工呼吸器管理，鎮静管理となった．プロポフォールの持続投与が行われている．呼びかけに対してアイコンタクトが取れるものの，すぐに目を閉じて眠ってしまう．鎮静の評価としてはRASS -1と評価した．

4 浅い鎮静を維持するように指示されたので，RASS 0 〜 -2を目標に管理を行った．

5 ICPで頭蓋内圧の亢進がみられたため，低体温療法（TTM）を実施する方針となった．深い鎮静を維持するためにRASS-3または-4で管理を行った．

---

1. × E3V4M6が正解です．名前に対しては答えられています．もし名前を聞いて「うーうー」だけならV2，「うるせー」といわれたらV3となります．本症例では名前に対しては何らかの返答がみられており，見当識障害があるのでV4となります．

2. × JCS200でGCS E1V1M4が正解です．

3. × 正解はRASS-2です．自発的に開眼し落ち着いているのがRASS 0，呼びかけで10秒以上目があうものをRASS -1，目が合うも10秒未満で寝てしまうものはRASS -2となります．

4. ◯ 一般的には鎮静はRASS 0 〜 -2，深い鎮静を -3〜 -4と定義します．鎮静薬を使用する際は特に理由がない限り，浅い鎮静を維持することが望ましいです．

5. ◯ 低体温療法などの体温管理療法を行う際は，基本的に深鎮静の適応となります（ブランケットなどで冷却する際のシバリングを抑えるためです）．他にも呼吸努力が強く，それが肺を傷つけてしまう場合は，自発呼吸を一時的に抑えるために深鎮静管理を行います．

3 鎮静薬はどう使う？ミダ，プロポ，デックスなど

- ▶「深い鎮静」：RASS −3〜−4を目標に，プロポフォールorミダゾラムを使います
- ▶「浅い鎮静」：RASS 0〜−2を目標に，デクスメデトミジンを使います
- ▶ デクスメデトミジンの特徴をいろいろおさえよう
- ▶ 急な不穏は低酸素，アシドーシス，低血糖，貧血が原因かも

Story 1 ▶ 鎮静薬には何がある？ミダ，プロポ，デックス？

さて，じゃあいよいよ具体的な鎮静薬の種類を学んでいきましょう．志宇さんは，どんな種類の鎮静薬を知ってる？

それならわかります．ICUでよく使われているのは，ミダゾラム（ドルミカム®），プロポフォール（ディプリバン®），デクスメデトミジン（プレセデックス®）の3剤です．

すばらしい．よく知っているね．ちなみに「浅い鎮静」に向いている鎮静薬はどれだかわかるかな？

志宇Ns：え〜っと，デクスメデトミジンですよね？

早川Dr：そうだね．**基本的に「浅い鎮静」が望ましいという話をしたけど，それに向いている鎮静薬はデクスメデトミジンになるよ．**

志宇Ns：プロポフォールやミダゾラムは？

早川Dr：これらはどちらかというと，鎮静が深くなる傾向にあるよ．まずはそれぞれの鎮静薬の特徴をおさえていこう．

「浅い鎮静」に向いているのがデックスで，「深い鎮静」に向いているのがプロポとミダね．みんなOK？
※デックス→デクスメデトミジン，プロポ→プロポフォール，ミダ→ミダゾラム

鎮静薬の特徴って？

▼ 表1 鎮静薬の比較

	ミダゾラム	プロポフォール	デクスメデトミジン
メカニズム	GABA アゴニスト	GABA アゴニスト	α_2 アゴニスト
効果発現	1〜3分	1分以内	**30分以上**
効果持続	数時間	10分	ー
腎機能低下時 排泄遅延	**あり**	なし	あり
呼吸抑制	あり	あり	**なし**
副作用	**せん妄 離脱症状 耐性**	**血圧低下** プロポフォール注入 症候群※	血圧低下 徐脈
鎮静レベル	深い鎮静		浅い鎮静

※propofol infusion syndrome：症状は横紋筋融解症，急性腎障害，乳酸アシドーシス

　それぞれの鎮静薬の特徴を表1にしました．順番にみていきましょう．

ミダゾラムとプロポフォール

　ミダゾラムやプロポフォールは効果発現が早く，注射したら1分以内に効いてきます．また，ミダゾラムやプロポフォールは意識が完全になくなってしまいます．寝るというよりも，麻酔で昏睡にしているという表現の方が適切です．当然，**呼吸も抑制されます**ので，気管挿管されている患者さんに使用するのが普通です．

ミダゾラム

　ミダゾラムはせん妄を起こしやすいという副作用もあります．またミダゾラムは基本的に肝臓で代謝されて，腎臓から排泄されますが，その**代謝産物も鎮静作用がある**ので，腎臓からその代謝産物も含めて全部排泄されるまで鎮静作用が遷延します．腎不全の患者さんなどでは極端なところ，**一週間も鎮静が遷延したなんていうのはざらにある話**です．

プロポフォール

　プロポフォールはミダゾラムに比べて切れ味はよく，15分ぐらいで効果は切れる

のですが，**血圧低下を起こしやすい**という副作用があります．ショックの患者さんとかでは使用しづらいですね．

ミダゾラムとプロポフォールの使い分け

　ミダゾラムとプロポフォールは明確な使い分けがあるわけではないのですが，ショックでなければプロポフォールの方が使い勝手がいいと思います．若い患者さんなどで1剤で十分な目標鎮静レベルが得られないときは，2剤を併用することもあります（下記の組成で，プロポフォール10 mL/hrおよびミダゾラム5 mL/hrなど）．

「深い鎮静」向きの鎮静薬の使い方

❶ ミダゾラム5A（1Aは10 mg/2 mL）＋ 生理食塩水40 mL
　2〜10 mL/hr（開始3 mL/hr）で投与する
　体動時　収縮期血圧120 mmHg以上で2 mLフラッシュ可

❷ 1％プロポフォール原液（500 mg/50 mL）
　2〜20 mL/hr（開始5 mL/hr）で投与する

デクスメデトミジン

　デクスメデトミジンは急速静注ができないので，持続投与で開始するのですが，効いてくるまでに30分ぐらいはかかります（血中濃度が十分に上昇するまで）．したがって，デクスメデトミジンはすでに不穏興奮状態にある目の前の患者さんに使ってもすぐに効果は得られません．**不穏になりそうだなというのを見越して，早めに開始しておくことが大事です**（例えば夜暗くなると不穏になる場合は，夕食後あたりの時間からはじめておくなど）．

　デクスメデトミジンの**鎮静作用は意識下鎮静といって，認知機能が保たれる，すなわち寝ている間に見聞きしたものは覚えていますし，呼び掛ければ目が覚めます**．普段私たちが寝ている状態と似ていますね（目覚まし時計で起きます．ミダゾラムやプロポフォールは，目覚ましを鳴らそうが，手術しようが目は覚めません）．

大切なポイント

- 「浅い鎮静」向け鎮静薬と,「深い鎮静」向け鎮静薬は種類が異なる
- ミダゾラムやプロポフォールは即効性があるし,鎮静を深くできる.ただし,呼吸抑制,血圧低下,効果遷延など副作用にも注意が必要
- デクスメデトミジンは「浅い鎮静」に向いている鎮静薬

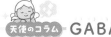

天使のコラム GABA受容体

　ミダゾラムはGABAという受容体に作用して,鎮静するというメカニズムが電子添文に書いてあるわね.実はこれってお酒,アルコールが作用する受容体とほぼ同じなの.だから普段からアルコールの摂取量が多い患者さんでは,この受容体が普段からいっぱい刺激されているので,ミダゾラムが普通よりも効きにくくなるというのはこのためなのよ.

　なんかGABAチョコレートなんてコンビニに売っているけど,これってほんとうに落ち着くのかしら.

Story 2 ▶ **深い鎮静→浅い鎮静へチェンジしよう!**

藍 Ns :ICUでは最初の数日は「深い鎮静」にしていて,その後は「浅い鎮静」に移行,抜管という流れが多いですよね.

早川Dr :その通りだね.

志宇Ns :「深い鎮静」から「浅い鎮静」に移行していくということは,それに合わせてどこかで鎮静薬も切り替えていくということですか?

早川Dr :それぞれに向いている鎮静薬があるから,切り替えていくよ.

志宇Ns :じゃあ,ICUに入室して気管挿管したときは最初,ミダゾラムやプロポフォールで深く持続鎮静して,その後は「浅い鎮静」に向いているデクスメデトミジンに切り替えるんですね.

> **お薬メモ**
>
> 「浅い鎮静」向きの鎮静薬の使い方
>
> デクスメデトミジン静注液200 μg/50 mL シリンジ
> 2〜10 mL/hr(開始5 mL/hr)で投与する
> 電子添文にある初期loadingは行わない．またフラッシュは禁忌

天　使：「浅い鎮静」の第1選択はやはりデックスね．これだけで，上手くコント
　　　　ロールできないときは，プロポフォールを使ってもいいと思うよ．ミダゾ
　　　　ラムは調整が難しいし，せん妄の原因にもなるので，原則として「浅い鎮
　　　　静」を目標としているときには使わないようにしましょうね．

志宇Ns：わかりました．

早川Dr：うん，ここでデクスメデトミジンの特徴もしっかりおさえておこう．

 Lecture 2 ▶ **デクスメデトミジンの特徴**

▼ 表2 How to use デクスメデトミジン

> ● 効果発現まで30分程度かかる
> ● 鎮静作用（意識下鎮静）あり，呼びかければ起きる
> ● 実は軽い**鎮痛作用もあり**（鎮静薬だけど）
> ● 認知機能を維持する（記憶が保たれる）
> ● 気道や咳反射を抑制しない，**呼吸もほとんど抑制しない**
> ● 副作用は血圧低下，徐脈
> 　→循環血液量減少，痛みがある，βブロッカーの内服があると起こりやすい

　デクスメデトミジン（DEX）の特徴を箇条書きにまとめました（表2）．DEXはす
でに溶解して，50 mLシリンジに入っている状態で販売されていますので（プレフィ
ルドシリンジ），袋から取り出して，シリンジポンプにつないですぐに使えます．便
利ですね．

DEXを使うコツ

　電子添文にある，初期負荷投与（Loading）は基本的に行いません．維持量で開始します．だいたい2～10 mL/hrぐらいの用量です．また，プロポフォールやミダゾラムは患者さんが暴れてしまったときなどにピッピとフラッシュできますが，DEXはフラッシュはできません．というかフラッシュしても効きません．前述したとおり効果が出るまでに30分ぐらいはかかるので，先手必勝で早めに開始しましょう（例えば夜10時ごろに不穏になる患者さんには，不穏が出てからはじめるのではなく，夕食後からスタートしておくなど）．

鎮静作用だけじゃない

　またこれはおもしろいのですが，DEXには軽い鎮痛作用があります．これはプロポフォールやミダゾラムとは大きな違いです．小さな傷ぐらいでしたら，この鎮痛作用だけでいけてしまいますし，大きな痛みでも**フェンタニルなどと併用することで麻薬の使用量を減量できます**．

　あとは**呼吸や咳の反射をほとんど抑制しない**ので，痰が多い患者さんでも使いやすいですね．同じくこれは，気管挿管をしていない患者さんでも鎮静薬として使用しやすい，ということを意味します．

副作用に注意

　副作用としては**徐脈と血圧低下**があります．全員で起こるわけではありませんが，循環血液量が減少している患者さん（ハイポな患者さん）や痛みが強い，またもともとβブロッカーを内服している患者さんで起きやすいとされています．

　非常に便利な鎮静薬なので，上手に使いこなしましょう．

大切なポイント

デクスメデトミジンの特徴

- 呼吸抑制が少なく，咳反射や排痰機能も維持される．気管挿管されていない患者さんでも使える
- 軽い鎮痛作用のある，めずらしい鎮静薬
- 徐脈と血圧低下の副作用がある

抜管までのフォローのポイント

志宇Ns：デクスメデトミジンの特徴や，ミダゾラム・プロポフォールとの違いもわかりました．

早川Dr：例えば敗血症性ショックの患者さん，最初は「深い鎮静」でも，しだいに「浅い鎮静」に移行して，抜管に向けていくというのが，大まかな流れだよ．

藍 Ns：最初はプロポフォールかミダゾラムを使って，その後抜管に向けてデクスメデトミジンに変更していくんでしたよね（図1）．

天 使：その間は，フェンタニルで痛みにしっかりと配慮してあげるのも大事ね．

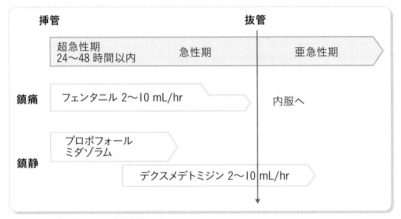

▲図1 人工呼吸管理での鎮痛鎮静のイメージ
フェンタニル調製の例は22ページ，デクスメデトミジン調製の例は50ページのお薬メモを参照

大切なポイント

- RASSの目標を明確にして，鎮静薬は鎮静レベルに応じて変更する
- 深い鎮静はRASS −3〜−4を目標に．鎮静薬はプロポフォール or ミダゾラムを使う
- 浅い鎮静はRASS 0〜−2を目標に．鎮静薬はデクスメデトミジンを使う
- 痛みへの配慮も忘れずに

急に大暴れ！ こんなときどうする？

急な変化だからこそ…

　患者さんが急に大不穏，暴れたりしちゃったら1人の力だけではどうにもならないから，**まずは「人を呼んで集める」ことが大事**です．そこで気をつけてほしい事が1点あります．暴れていて急だから可能な範囲でいいのですが，できれば鎮静薬を使うその前に，**「血液ガス」を評価**しましょう．どういうことかって？ ICUで急に不穏や暴力的になるのには，当然何か理由が隠れています．何もないのに急に不穏になることはありません（大人になって性格なんてそうそう変わらないですよね）．

原因を探ろう

　多くは不穏の原因に，**低酸素，アシドーシス，低血糖，貧血**が隠れていることが多いです．例えばですが，低酸素で苦しくて不穏になったり，出血で貧血になって不穏になったりします．これらは血液ガスで評価できますよね．もし低酸素で不穏になっている患者さんに対して，鎮静薬を投与したら…心肺停止になっちゃうかもしれません．暴れていた患者さんが急に静かになってほっとしてたら，あれ？モニターフラットじゃない？？みたいな，怖い話になっちゃいますね．もう一度いいますが，**急に不穏になった場合はそこには何らかの原因が隠れている場合が多い**ので，できれば鎮静薬を注射する前に原因評価を行うようにしましょう．気をつけてください．

鎮静薬は何を使う？

　こういう急な暴力行動，不穏にはデクスメデトミジンはあまり向いていません．即効性がないからです．プロポフォールを3 mLぐらいフラッシュして，呼吸が止まらない程度に持続投与を開始するとか，またはミダゾラムやジアゼパム（セルシン®，ホリゾン®）を少量ずつ落ち着くまでivします．

大切なポイント

- 急に不穏になった場合は，そこには何らかの原因が隠れている場合が多い
- その急な不穏は，低酸素，アシドーシス，低血糖，貧血が原因かも

　ミダゾラム，プロポフォール，デクスメデトミジンの3剤を実際に使う機会は極めて多いので，ICUナースとしてはしっかり特徴をおさえておいてください．この使い分けや切り替えるタイミングを，見極められるようになるといいですね．あと，急な不穏は鎮静薬を使って寝てもらい終了〜とせずに，そこに隠れている原因を検索してください．

天使のコラム　薬の呼び方のいろいろ

　一般名と商品名，これは大事だし，よくはないけど通称名とかで呼ぶときがあるからよい子のみんなは混乱しないようにね（図2）．
　一般名**ミダゾラム**（midazolam，略してMDZや**ミダ**）．商品名は**ドルミカム®** よ（今は呼ばないようになったけど，昔の先生とかは**ドルミ**って呼ぶこともあるわ，気をつけてね）．ベンゾジアゼピン系の鎮静薬ね．
　一般名**プロポフォール**（propofol，略して**プロポ**）．これも今は呼ばないようになったけど，商品名は**ディプリバン®** と呼ばれていたわ．今も昔も白い鎮静薬といえばこれよね．
　一般名**デクスメデトミジン**（dexmedetomidine，略してDEX）．商品名は**プレセデックス®**．これを略して**デックス**って呼ぶことも多いわね．
　これややこしいと思うし，よくはないことなんだけど，人によっていろいろな呼び方をするから気をつけてね．早川ドクターも「ドルミ1Aくださーい」なんていってたわ．ちゃんというなら「ミダゾラム注10 mgを1Aください」が正しいわ．

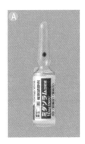
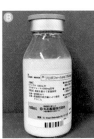
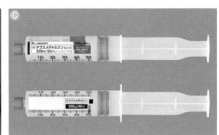

▲**図2 3つの鎮静薬：ミダゾラム，プロポフォール，デクスメデトミジン**
画像提供：Ⓐ日医工株式会社，Ⓑ丸石製薬株式会社，Ⓒニプロ株式会社

　プレフィルドシリンジって，すぐに使えてすごい便利ですよね．ICUでよく使うのは，デクスメデトミジン（プレセデックス®）やドパミン（イノバン®）でしょうか．でも，本邦ではシリンジのラベル表示や色が統一されておらず，色も形も似ているので取り間違いには要注意です（表3）．実際に間違えてつないでしまったという医療事故の報告もあります．使用前にダブルチェックなどで必ず確認をしましょう．私はそんなミスを犯さないって思っている人ほどこそ，起こしてしまうかもしれません．

▼表3 プレフィルドシリンジの例

α₂作動性鎮静薬	商品名	プレセデックス® 静注液200 μg/50 mLシリンジ「ファイザー」		
	一般名	デクスメデトミジン塩酸塩	会社名	ファイザー株式会社
	製剤写真			
	商品名	デクスメデトミジン静注液200 μg/50 mLシリンジ「ニプロ」		
	一般名	デクスメデトミジン塩酸塩	会社名	ニプロ株式会社
	製剤写真			
急性循環不全改善薬	商品名	イノバン® 注0.1％シリンジ・0.3％シリンジ・0.6％シリンジ		
	一般名	ドパミン塩酸塩（DOA）	会社名	協和キリン株式会社
	製剤写真			
	商品名	ドブタミン持続静注50 mgシリンジ・150 mgシリンジ・300 mgシリンジ「KKC」		
	一般名	ドブタミン塩酸塩（DOB）	会社名	協和キリン株式会社
	製剤写真			

＊イノバン® 注は0.3％シリンジ，ドブタミン持続静注は150 mgシリンジ製剤の写真を掲載しています
画像提供：Ⓐファイザー株式会社，Ⓑニプロ株式会社，Ⓒ，Ⓓ協和キリン株式会社

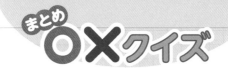

まとめ○×クイズ

○か×で答えてください．×の場合は何が間違っているのかも考えてみましょう．

1 デクスメデトミジンは浅い鎮静に向いており，呼びかけに対して開眼する．また呼吸はほとんど抑制されない． ☐

2 人工呼吸管理中の鎮痛・鎮静薬として，フェンタニル，プロポフォール，デクスメデトミジンが投与されている．呼吸数が6回/min，1回換気量が700 mLとなったため，デクスメデトミジンの減量を提案した． ☐

3 落ち着いた抜管を行うために，デクスメデトミジンは抜管前から抜管後も継続して使用した． ☐

4 デクスメデトミジンの副作用には頻脈・血圧低下がある． ☐

5 プロポフォールやミダゾラムは，どちらかというと深い鎮静に向いている鎮静薬である． ☐

6 患者さんが急にRASS + 3の不穏状態になったため，まずはハロペリドールの投与の準備を行った． ☐

1. ○ 鎮静薬ですが，軽い鎮痛作用もあるという特徴や認知機能を維持する（記憶が保たれる）という特徴もあります．

2. × 徐呼吸で大呼吸は麻薬による副作用のことが多いです（フェンタ呼吸と呼んだりします）．したがってフェンタニルの減量が適切です．デクスメデトミジンは呼吸に影響を及ぼしにくいです．

3. ○ 電子添文上も，「人工呼吸離脱後の鎮静」や「非挿管での処置時」に用いてよいと記載されています．デクスメデトミジンを抜管前後で使用することで，安静に抜管を行うことも可能です．

4. × 徐脈・血圧低下を起こすことがあります．初期負荷投与やフラッシュを行うと，一過性の血圧上昇などが起こることがあるため，基本的には行いません．

5. ○ 基本的には深い鎮静に向いています．ただし，浅い鎮静のために少ない量で使用することもあります．

6. × 急に不穏になった場合には，低酸素やアシドーシス，低血糖などが隠れていることが多いため，できれば血液ガス検査を行います．急な鎮静を行うと，急変してしまうこともあるから注意です．いずれにしても，最初にすべきはABCDのチェックや，「人を集める」ことです．

4 せん妄＝不穏は間違いです！

> おさえておこう！

- ▶ せん妄は不穏状態とは異なります．1つの可逆性の急性疾患です
- ▶ せん妄の定義と診断方法，特にICDSCとCAM-ICUのスコアリングをチェックしよう
- ▶ CAM-ICUを実際に使えるようになろう

Story 1 ▶ **せん妄は日内変動します**

 志宇Ns
PADガイドラインのpain（痛み）とagitation（不穏）は勉強してきたので，次はdelirium（せん妄）の対策ですね．ところで「せん妄」ってどんな状態のことですか？

 藍Ns
興奮して，目がギラギラしていて，夜も眠らないみたいな状態ですかね．

 早川Dr
それはいわゆる「**過活動型せん妄**」の状態だね．反対にこういう患者さんはどうだろう．無気力で日中うとうとしている，食欲もなくてご飯は2割，リハをはじめてもすぐに疲れてしまう．

 藍 Ns ：確かにそういう患者さんも少なくないですね．疲れちゃっているだけでは？

早川Dr：そのようにみえるけど，これは単純に疲れているだけでなくて，せん妄の1つの型である「**低活動型せん妄**」というものだよ．

志宇Ns：じゃあ，日中傾眠でうとうとしている，気力がないなんていうのも「せん妄」の可能性があるんですね．暴れて興奮するのがせん妄というだけではないのか...

せん妄を発症するとどうなる？

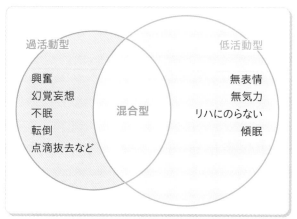

▲図1 せん妄の臨床型
多くのせん妄は，混合型〜低活動型．日中は傾眠傾向，昼食も食べず，検査
中もうとうと，夜になると起きて点滴を抜く，ナースを呼ぶ．

　暴れて興奮するのは「不穏」状態で，イコール「せん妄」というわけではありませ
ん．せん妄は興奮状態の「過活動型」と無力状態の「低活動型」，それからその両方
が混ざる「混合型」という病型があり（図1），実際は混合型が最も多いといわれて
います．例えば，日中は傾眠傾向で，昼食も食べず，リハもスキップ．でも夜になる
と起きて，ナースコール押しまくり，点滴を抜いちゃう…という感じです．これをせ
ん妄の「日内変動」といいます．
　せん妄には注意力が保てない，見当識が障害される，それが1日のなかで変動す
る，という特徴があります．イメージとしては夢のなかみたいな状態でしょうか．夢
のなかって，状況場面がころころ変わるし，時間とか場所とかよくわからないですよ
ね．おそらく，患者さんにとってはそういうのを感じていると思われます．

大切なポイント

- せん妄は不穏, 暴れている「過活動型」だけではない. 無気力になる「低活動型」のせん妄を見逃さない

- せん妄の病型には,「日内変動」する特徴がある

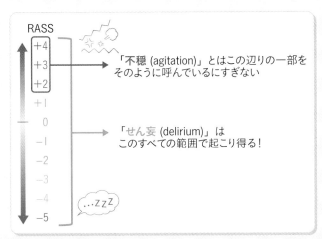

RASS

「不穏 (agitation)」とはこの辺りの一部をそのように呼んでいるにすぎない

「せん妄 (delirium)」はこのすべての範囲で起こり得る!

▲図2 RASSとせん妄の関係

「不穏」状態のことを「せん妄」と勘違いしていると, せん妄を一部しか発見できず見逃してしまうこともあるため注意が必要です(図2).

RASS 0でもせん妄の状態はあり得ます.

Story 2 ▶ せん妄に気づいてあげよう!

志宇Ns：誰でも夢をみているときは，自分でこれが夢だって気づきにくいですよね．

藍 Ns：患者さん自身が夢か現実かわからない状態なら，そばにいる他者の私たちが気づいてあげないといけないですよね．でも担当している患者さんが，せん妄に該当するのかどうかを評価するとなると，難しいです．

天 使：藍さん，そろそろ私の存在にも気づいてほしいわ．

早川Dr：確かに，精神科の先生でもせん妄を正しく診断するのは難しいともいわれています．そのために，せん妄を診断するためのスコアリングがあるよ．

藍 Ns：それは便利．私たちにもせん妄かどうかの判断が最低限はできそうです．

早川Dr：有名なスコアリングには「ICDSC (intensive care delirium screening checklist)」と「CAM-ICU (confusion assessment method for the intensive care unit)」があるよ．62，63ページにスコアの表を添付しておくから，みておいてね（表1, 2）．

Lecture 2 ▶ ①せん妄の定義と診断基準

　せん妄は1つの疾患であり，「診断基準」があります．従って，不穏とか暴れているとか単純にそういう状態を指すものではありません．精神疾患の診断・統計マニュアル（diagnostic and statistical manual of mental disorders：DSM）というアメリカ精神医学会の出している，精神疾患の分類や基準があります（もちろんここには統合失調症やうつ病も基準があります）．ここにせん妄は1つの分類として記載がされています．簡単にいうと，せん妄の**定義は①注意力が保てない，②記憶や見当識が障害，③症状が1日のなかで変動する（日内変動）**，この3つを満たすことです（図3）．

　よく鑑別としては認知症があげられます．認知症は，一般的に進行していく慢性の病態ですが，せん妄は原因が解決すれば元に戻る**可逆性の急性の疾患**です．ICUでせん妄を発症している患者さんのところに家族が面会などにきて，患者さんの認知症が急に進んでしまったのではと心配されることが多いですが，あくまでも原疾患などで生じているもので，回復する可能性があることを説明しましょう．

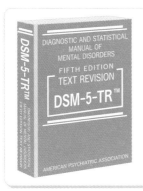

①注意が保てない（集中しない，維持しない）
②記憶や見当識（時間，場所，人）が障害
③その症状が1日のなかで変動する

▲ 図3 せん妄の定義
DSM-5-TR™ 精神疾患の診断・統計マニュアルに，せん妄の定義，診断基準が記載されている．

Lecture 2 ▶ ②せん妄のスコアリング ICDSCとCAM-ICU

　スコアリングはICUでは非常に便利です．**ICDSCは0〜8点のスコアで，4点以上をせん妄と診断**します．ICDSCの項目をみてください（表1）．「2. 注意力欠如」や「8. 症状の変動」など，先ほどのせん妄の定義にあったものが項目になっています．したがって，このICDSCはDSMの定義が元になって作られているので，せん妄とはどういう病気かということを勉強するのに適したスコアリングだと思います．

　CAM-ICUは「ある」か「なし」で判断され，「ある」になったときはせん妄と診断します（表2）．こちらは質問形式もあり，使いやすいように工夫されています．そのため多くのICUで採用されており，どちらかというとこちらのスコアリングの方が人気のようです．

　スコアの一致率は高いので，基本的にどちらのスコアを用いても構いません．どちらを使用するかはICU内であらかじめ取り決めておきましょう．

このスケールはそれぞれ 8 時間のシフトすべて，あるいは 24 時間以内の情報に基づき完成される．明らかな徴候がある＝1ポイント：アセスメント不能，あるいは徴候がない＝0 ポイントで評価する．それぞれの項目のスコアを対応する空欄に0または1で入力する．

1．意識レベルの変化	
（A）反応がないか，（B）何らかの反応を得るために強い刺激を必要とする場合は評価を妨げる重篤な意識障害を示す．もしほとんどの時間（A）昏睡あるいは（B）昏迷状態である場合，ダッシュ（─）を入力し，それ以上評価を行わない． （C）傾眠あるいは，反応までに軽度ないし中等度の刺激が必要な場合は意識レベルの変化を意味し，1点である． （D）覚醒，あるいは容易に覚醒する睡眠状態は正常を意味し，0点である． （E）過覚醒は意識レベルの異常と捉え，1点である．	─
2．注意力欠如	
会話の理解や指示に従うことが困難．外からの刺激で容易に注意がそらされる．話題を変えることが困難．これらのうちいずれかがあれば1点．	
3．失見当識：時間	
場所，人物の明らかな誤認．これらのうちいずれかがあれば1点	
4．幻覚，妄想，精神障害	
臨床症状として，幻覚あるいは幻覚から引き起こされていると思われる行動（たとえば，空を掴むような動作）が明らかにある．現実検討能力の総合的な悪化．これらのうちいずれかがあれば1点．	─
5．精神運動的な興奮あるいは遅滞	
患者自身あるいはスタッフへの危険を予防するために追加の鎮静薬あるいは身体抑制が必要となるような過活動（たとえば，静脈ラインを抜く，スタッフをたたく）．活動の低下，あるいは臨床上明らかな精神運動遅滞（遅くなる）．これらのうちいずれかがあれば1点．	
6．不適切な会話あるいは情緒	
不適切な，整理されていない，あるいは一貫性のない会話．出来事や状況にそぐわない感情の表出．これらのうちいずれかがあれば1点．	
7．睡眠／覚醒サイクルの障害	
4時間以下の睡眠，あるいは頻回な夜間覚醒（医療スタッフや大きな音で起きた場合の覚醒を含まない）．ほとんど1日中眠っている．これらのうちいずれかがあれば1点．	
8．症状の変動	
上記の徴候あるいは症状が24時間のなかで変化する（たとえば，その勤務帯から別の勤務帯で異なる）場合は1点．	─

Bergeron N, et al.: Intensive Care Delirium Screening Checklist : evaluation of a new screening tool. Intensive Care Med, 27 (5) : 859-864, 2001. より著者の許可を得て逆翻訳法を使用し翻訳）
翻訳と評価：卯野木健*，水谷太郎**，櫻本秀明***
* 聖路加看護大学，** 筑波大学大学院人間総合科学研究科，*** 筑波大学附属病院ICU
文献1より引用

▼ 表2 Confusion Assessment Method for the Intensive Care Unit（CAM-ICU）[2], [※1]

1. 急性発症または変動性の経過	ある	なし

A．基準線からの精神状態の急性変化の根拠があるか？
　　　または
B．（異常な）行動が過去24時間の間に変動したか？　すなわち，移り変わる傾向があるか，あるいは鎮静スケール（例えばRASS），GCSまたは以前のせん妄評価の変動によって証明されるように，重症度が増減するか？

2. 注意力欠如	ある	なし

注意力スクリーニングテスト（ASE）の聴覚か視覚のパートでスコア8点未満により示されるように，患者は注意力を集中させるのが困難だったか？

3. 無秩序な思考	ある	なし

4つの質問のうちの2つ以上の誤った答えおよび/または指示に従うことができないことによって証明されるように無秩序あるいは首尾一貫しない思考の証拠があるか？

質問（交互のセットAとセットB）

セットA	セットB
1. 石は水に浮くか？	1. 葉っぱは水に浮くか？
2. 魚は海にいるか？	2. ゾウは海にいるか？
3. 1グラムは，2グラムより重いか？	3. 2グラムは，1グラムより重いか？
4. 釘を打つのにハンマーを使用してもよいか？	4. 木を切るのにハンマーを使用してもいいか？

指示
1. 評価者は，患者の前で評価者自身の2本の指を上げて見せ，同じことをするよう指示する.
2. 今度は評価者自身の2本の指を下げた後，患者にもう片方の手で同じこと（2本の指を上げること）をするよう指示する.

4. 意識レベルの変化	ある	なし

現在の意識レベルは清明以外の何か，例えば，用心深い，嗜眠性の，または昏迷であるか？
（例えば評価時にRASSの0以外である）
意識明瞭：自発的に十分に周囲を認識し，また，適切に対話する.
用心深い／緊張状態：過度の警戒.
嗜眠性の：傾眠傾向であるが，容易に目覚めることができる，周囲のある要素には気付かない，あるいは，自発的に適切に聞き手と対話しない．または，軽く刺激すると十分に認識し，適切に対話する.
昏迷：強く刺激した時に不完全に目覚める．または，力強く，繰り返し刺激した時のみ目覚め，刺激が中断するや否や昏迷患者は無反応の状態に戻る.

全体評価（所見1と所見2かつ所見3か所見4のいずれか）	はい	いいえ

CAM-ICUは，所見1＋所見2＋所見3または所見4を満たす場合にせん妄陽性と全体評価される．所見2：注意力欠如は，2種類の注意力スクリーニングテスト（ASE）のいずれか一方で評価される[※1].
＜聴覚ASEの具体的評価方法＞
　患者に「今から私があなたに10の一連の数字を読んで聞かせます．あなたが数字1を聞いた時は常に，私の手

を握りしめることで示して下さい.」と説明し，たとえば「2・3・1・4・5・7・1・9・3・1」と，10の数字を通常の声のトーンと大きさ（ICUの雑音の中でも十分に聞こえる大きさ）で，1数字1秒の速度で読み上げ，スコア8点未満の場合（1のときに手を握ると1点，1以外で握らない場合も1点）は所見2陽性（注意力欠如がある）となる.

＜視覚ASEの具体的評価方法＞

視覚ASEに使用する絵は，Web上（http://www.icudelirium.org/delirium/monitoring.html）から無料でダウンロード可能である．Packet AとPacket Bは，それぞれがひとくくりの組であり，いずれか一方を用いて評価する.

ステップ1：5枚の絵を見せる.

指示：次のことを患者に説明する.「_____さん，今から私があなたのよく知っているものの絵を見せます．何の絵を見たか尋ねるので，注意深く見て，各々の絵を記憶して下さい.」そしてPacket AまたはPacket B（繰り返し検査する場合は日替わりにする）のステップ1を見せる．ステップ1のPacket AまたはBのどちらか5つの絵をそれぞれ3秒間見せる．ステップ2：10枚の絵を見せる.

指示：次のことを患者に説明する.「今から私がいくつかの絵を見せます．そのいくつかは既にあなたが見たもので，いくつかは新しいものです．前に見た絵であるかどうか，「はい」の場合には首をたてに振って（実際に示す），「いいえ」の場合には首を横に振って（実際にホす）教えて下さい.」そこで，どちらか（Packet AまたはBの先のステップ1で使った方のステップ2）の10の絵（5つは新しく，5つは繰り返し）をそれぞれ3秒間見せる．スコア：このテストは，ステップ2における正しい「はい」または「いいえ」の答えの数をスコアとする．高齢患者への見え方を改善するために，絵を15 cm×25 cmの大きさにカラー印刷し，ラミネート加工する．眼鏡をかける患者の場合，視覚ASEを試みる時，彼／彼女が眼鏡を掛けていることを確認しなさい．ASE, Attention Screening Examination; GCS, Glasgow coma scale; RASS, Richmond Agitation-Sedation Scale.

文献2より引用

※1 Tsuruta R, Fujimoto K, Shintani A, et al. ICUのための せん妄評価法（CAM-ICU）トレーニング・マニュアル. 2002 [cited 2014 Jan 15].
　Available from: http://www. icudelirium.org/docs/CAM_ICU_training_Japanese.pdf

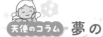 夢の不思議…

　睡眠中の「夢」って皆さんみますか？私たちの夢の生理学的な役割って，まだはっきりわかってはいないわ．一説によると，記憶の整理などが行われているとか.

　でも，夢って不思議よね．夢の中では，せん妄の定義にあるように，記憶や見当識が曖昧になるわ．いつから夢の中にいるのか，どこの場所から来たのか，夢の中ではわからないわ．注意力が保てないというのも夢の特徴よね．楽しい夢をみていても，すぐに場面がころころ変わってしまうわ.

　もしかしたらせん妄状態の患者さんって，夢の中にいるような感覚なのかしらね.

CAM-ICUを練習しよう

早川Dr : それでは藍さんと志宇さんで一緒にCAM-ICUの練習をしてみよう！シミュレーションだよ. 表をみながらやってみよう.

志宇Ns : わかりました, 頑張ります. 表をみながらやるので藍さん, 患者役お願いします.

藍 Ns : 了解です. 患者あいさんになりますね.

志宇Ns : まずは意識レベルをRASSでチェックですね. **RASSが－4や－5のときは深鎮静状態だから, CAM-ICUでは評価不能**になります.

早川Dr : OK, その通りです.

1. 急性発症または変動性の経過

志宇Ns : 最初に, 精神状態が普段と比べて急性に変化していたり, 24時間以内に変化していないかを確認します.

早川Dr : どうやって？

志宇Ns : 入院前の状態を過去の記録でわかる範囲で確認して, あとは他勤務帯の看護記録もチェックします.

藍 Ns : 高齢の患者さんで脳卒中や認知症の既往がある場合, 高齢者施設から来た場合などは家族や施設に患者さんの入院前の普段の状況を確認しておくべきですね.

志宇Ns : 今回は昼はうとうとしていて, 夜は興奮しているので24時間以内に精神状態の変化ありとして, 次のステップ2に進みます.

2. 注意力欠如

早川Dr : 次は**注意力スクリーニングテスト**だね. 順に数字を10個読み上げて1の数字のときに手をぎゅって握ってもらいます.

天 使 : 昔, 3の倍数で変顔をするおもしろい芸人さんがいたけど, まさにそれみたいな感じね.

志宇Ns : それではあいさん, 今から10個の数字をいうので, 1の数字のときに私の手をぎゅっと握ってください. 3, 5, 1, 2, 1, 3, 4, 7, …

藍 Ns ：ぱっ，ぱっ，ぎゅ，ぱっ，ぎゅ，ぎゅ，ぎゅ，ぎゅ…

志宇Ns ：あれ，前半はあっていたけど，後半は間違い続けてましたね…RASSは0で
意識状態はいいのに…

早川Dr：よし，じゃあ次のステップ3に進もう．

3. 無秩序な思考

志宇Ns ：まず質問をします．あいさん，石は水に浮きますか？

藍 Ns ：うんうん．

志宇Ns ：魚は海にいますか？

藍 Ns ：う～ん？（首を傾げる）…続く

志宇Ns ：じゃあ次に私の手と同じようにしてください．（ピースサインをする）

藍 Ns ：う～ん？

志宇Ns ：質問も指示動作もエラーです．

4. 意識レベルの変化と全体評価

志宇Ns ：意識レベルはRASS 0で意識の変化はないけど，ステップ3でエラーが多い
ですので，CAM-ICU陽性と判断します．

藍 Ns ：正解です．

早川Dr：OK．よくできたね．ちょっとわかりづらい部分もあるけど，ぜひ練習して
日々の看護の評価に生かしてください．

大切なポイント

- せん妄は診断可能で，可逆的な疾患(病気)の1つである
- せん妄の診断は難しいこともあるが，スコアリング(特にCAM-ICU)が参考に
なる

Story 4 ▶ **スコアリングはいつやるとよい？**

早川Dr：これなら ICDSC や CAM-ICU を使って，志宇さんも藍さんもせん妄のスコ
アリングはできそう？

志宇Ns：はい，CAM-ICU のやり方はわかったので，自分でもできそうです．

藍 N s：早川先生，せん妄を発見することって結構難しいって話もありましたよ
ね？どういう患者さんに対して，このスコアリングをすればいいですか？

早川Dr：24時間以内には退室してしまう術後患者さんでも，時々夜中おかしいな？
って思うことあるでしょ．

天　使：単純な術後だからとか，1泊で退室してしまうからといってせん妄を起こ
さないなんてことはないわよ．気をつけてね．

早川Dr：なかなか判断が難しいことも多いから，**せん妄を疑ったときだけでなく，
まずはルーチンでスコアリングすること**をお勧めするよ（スクリーニング
検査として使用する）．RASS や CPOT などに CAM-ICU も入れちゃうなん
ていうのもありです．

天　使：RASS や CPOT のように頻回でやるのは大変だから，CAM-ICU は 1 日 1 回
とかでもいいかもね．

Lecture 4 ▶ **せん妄は「状態」ではなく，「病名」です**

　「せん妄」というのは，「不穏」とは異なりますと何度も説明してきました．この「**せ
ん妄**」というのは，何かの状態をあらわしているのではなく，**1つの病名**になります．
すなわち，心不全とか，腎不全，肝不全と同じく，脳の機能不全の一種です．例え
ば，「痙攣」と「てんかん」ってごっちゃにされやすいですが，「痙攣」は体がガクガ
クふるえる状態で，その状態が慢性的に続いている病名を「てんかん」と呼びます．

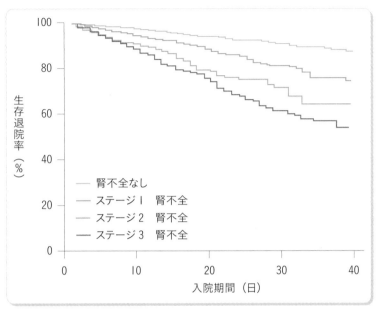

縦軸: 生存退院率（%）
横軸: 入院期間（日）

凡例:
腎不全なし
ステージ1　腎不全
ステージ2　腎不全
ステージ3　腎不全

▲ 図4 腎不全の重症度と生存退院率
文献3より引用

　図4をみてください．これは腎不全のステージと生存退院率を示したものです．腎不全が重症であるほど，生存率は下がっているのがわかると思います．それもあって，われわれはICUではいつも尿量が減ったり，クレアチニンが上がったりしていないかをチェックして腎不全の早期発見につとめているのです．脱水になって腎不全が悪化しないように注意したり，不要なNSAIDs（解熱鎮痛薬は腎障害を起こす）をやめたりと毎日ケアを行います．

　次に図5をみてください．これはせん妄の発症期間と生存率を示したものです．**せん妄が重症であるほど，生存率は下がっている**のがわかりますね．そうです，腎不全と同じです．したがって，われわれがいつも心不全や腎不全や肝不全などの臓器不全をチェックし，ケアをしているのと同様に，**せん妄も同じカテゴリーに含まれる臓器不全の1つで，放っておくと患者さんの予後が悪くなります**．

　単純な不穏とは異なり，「せん妄」は重要臓器である脳の機能不全の1つです．もしかしたら「せん妄」ではなく，腎不全や肝不全と同じく「脳不全」って呼んだ方が理解しやすいかもしれません．

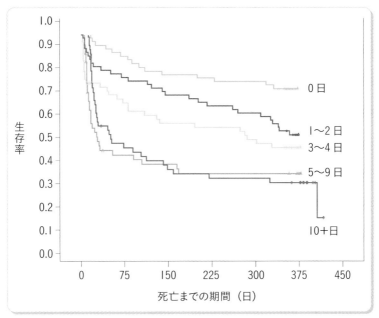

▲ 図5 せん妄罹患日数と死亡との関係
文献4より引用

- **まとめ** -

　「せん妄は診断基準のある，1つの可逆性の急性疾患である」ということを理解していただけましたか？　せん妄を，暴れたり暴言を吐くような不穏状態と勘違いしていると，ほとんどのせん妄を見逃してしまうことになります．せん妄は診断可能で，可逆性（もとに戻る）1つの疾患であるということです．腎不全や肝不全などの他の臓器不全は検査値の異常などで気づきやすいかと思いますが，せん妄もCAM-ICUなどのスコアリングを使って，早期発見に努めてください．

文献
1）筑波大学附属病院救急・集中治療部：Intensive Care Delirium Screening Checklist（ICDSC）
　https://www.md.tsukuba.ac.jp/clinical-med/e-ccm/_src/343/ICDSC.pdf
2）日本集中治療医学会J-PADガイドライン作成委員会：日本版・集中治療室における成人重症患者に対する痛み・不穏・せん妄管理のための臨床ガイドライン．日集中医誌，21：539-579，2014
3）Rewa O & Bagshaw SM：Acute kidney injury-epidemiology, outcomes and economics. Nat Rev Nephrol, 10：193-207, 2014（PMID：24445744）
4）Pisani MA, et al：Days of delirium are associated with 1-year mortality in an older intensive care unit population. Am J Respir Crit Care Med, 180：1092-1097, 2009（PMID：19745202）

天使のコラム ふるえるほどの…?

　図6はベルギーの「Delirium Tremens（せん妄のふるえ）」というビールよ. 皆様
ビールはお好きですか？ふるえてしまうほど美味しいという意味なのかしら. ピン
クの象も印象的ね.
　私がビールを飲むかって？それは永遠に秘密よ.

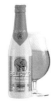

◀ 図6 Delirium Tremens
飲んでもせん妄状態になるわけ
ではありません.
画像提供：日本ビール株式会社

まとめ ○×クイズ

○か×で答えてください. ×の場合は何が間違っているのかも考えてみましょう.

1 せん妄は，過活動や低活動などの病型が「日内変動」するという特徴がある. ☐

2 スコアリングではICDSCが4点以上，CAM-ICUで陽性となったときはせん妄と判断される. ☐

3 せん妄は認知症と同様に，進行性で不可逆的な疾患である. ☐

4 せん妄は，1泊で退室してしまう患者さんで発症することはない. ☐

5 せん妄期間の長期化は，ICU退室後の認知機能や生命予後の悪化に対する危険因子として報告されている. ☐

---

1. ○ 過活動と低活動の混合型が最も多く，その病型は1日のなかで変動するという特徴があります.
2. ○ ICDSCまたはCAM-ICUで客観的に評価することが大事です. 1日1回などルーチンで評価を行いましょう.
3. × せん妄は認知症とは異なり，原因が解決すれば元に戻る可逆性の疾患です. 早期発見，早期介入が重要です.
4. × 軽症でも短期のICU入室でも，せん妄を発症することはあります.
5. ○ せん妄は臓器不全の1つで，見逃してしまうと患者さんの予後が悪化する危険性があります.

5 せん妄のリスクと対策 できることからコツコツと

おさえておこう！

▶ せん妄の原因には介入可能なものと不可能なものがあります
▶ せん妄対策は，まずは「痛み」の評価から
▶ 患者因子をみるうえで，血液ガスとX線の評価が不可欠です
▶ せん妄を根本的に解決する薬はありません

Story 1 ▶ ICU症候群！？

 むかし「ICU症候群（ICUせん妄）」って言葉があったのは知ってる？

 いいえ，知らないです．

 私も知らないです．ICUで起こすせん妄ってことですか？

早川Dr：せん妄患者さんってICUで多いので，昔はICUに特有の病態だと思われていたんだ．ICUという環境がせん妄を引き起こすって…

藍 Ns：それってちょっと不名誉なことですね．

早川Dr：単に重症な患者さんではせん妄を起こしやすいからで，別にICUの環境だけがせん妄を起こしているわけではないから，今ではこの用語はなくなったけど．

 せん妄のことをICU症候群って呼ぶなんて，ほんと今考えるとおかしな話ね．

藍 Ns：でも，環境というのもせん妄の原因にはなり得るんですよね？

早川Dr：そうだね，原因の1つとしてね．せん妄の対策をするためには，その原因を知ることが必要だね．じゃあ，どんな原因が考えられるかな？

Lecture 1

せん妄の原因
～介入可能なもの不可能なもの

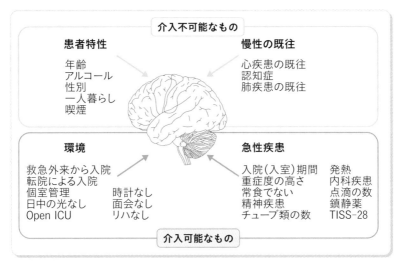

▲ 図1 せん妄の原因
文献1を参考に作成
TISS 28 = The therapeutic intervention scoring system-28.

「せん妄には原因があって，それを改善させられれば，せん妄の治療になる」とは，とても目のつけどころのいい考えです．でも実はとっても難しいんです．**せん妄というのは1つの原因で発症しているわけではなくて，実はいくつもの原因が重なって起きてしまっています．なので1つの原因を解決すれば治るというものではなく，総合的なアプローチが必要**となります．

まずはどういったものがせん妄の原因となるかをチェックしてみましょう．図1をみてください．年齢や，アルコールの多飲歴，認知症，発熱の有無，使っている鎮静薬，面会なし…極めてたくさんありそうですね．実はこれでも，せん妄の原因の一部に過ぎません．

でも，あきらめないでください．ここで注目してほしいのは，この図の上側と下側の違うところです．上側は私たち医療者の介入が不可能な原因．年齢，性別，既往症とかはすでにあるものだから変えることはできませんよね．下半分は介入可能な原因です．どれが原因となっているかはわからないけど，われわれの力で変えることができる部分．ということで，**変えられないものは変えられないけど，変えることのでき**

る部分は変えていきましょうってことです．もちろんいきなり全部は難しいけど，できるところから一歩ずつ．Just do it ！！

Story 2 ▶ せん妄対策にも流れがある！

早川Dr：せん妄対策には流れがあるから，シェーマにまとめてみたよ（図2）．最初にせん妄の評価からだったね．何のスコアリングで評価するんだっけ？

志宇Ns：え〜っと，CAM-ICUかICDSCです．

早川Dr：正解．それでせん妄と評価されたら，次にできることを1つずつやっていくんだよね．まず最初にやるべきことは何だろう？

藍 Ns：え〜っと，光とか音とか環境の調整ですか？

早川Dr：それも大事なんだけど，もっと先にやるべきことがあるよ．それは実は，**「痛みの評価」**で〜す．

天 使：おおっ，また出てきたわね．「まずは最初に鎮痛」．

ICDSC or CAM-ICU でせん妄と評価

1. まずは「痛み」の評価	・不安,発熱 ・傷の痛み,安静の痛み ・点滴やチューブ類の位置異常など 　　　　　　→必要に応じて,鎮痛薬を

▼

2. 患者因子	・血液ガス,X線 ・薬剤

▼

3. 環境因子	・光,音,時間,面会 　→介入可能なものは変える

▼

4. 早期リハ／早期経腸栄養	・早期リハ,離床 ・腸を使った栄養,経口摂取

▼

5. 薬物療法	・経口非定型抗精神病薬 　リスペリドン（リスパダール®）， 　クエチアピン（セロクエル®）など ・経口不能の場合は 　ハロペリドール（セレネース®） 　ただしモニタリング併用

▲ 図2 せん妄対策の流れ

Lecture 2 ▶ まずは痛みの評価，そして患者因子

痛みの評価

　またここでも最初に「痛みの評価」が出てきます．**痛みは，せん妄を起こす最も大きな原因の1つ**です．しかも痛みはある程度は鎮痛薬で対応可能です．痛みというのは，創部の痛みだけでなく，不安や発熱，点滴やチューブ類の位置がずれている違和感などでも痛みを感じることもあります．例えば気管チューブが浅くなっていると，上手く換気が入らなくなって，苦しくってせん妄を発症してしまうってことだってあ

ります．そういう広い意味で痛みを評価して，取り除いてあげましょう．痛みは気づいてあげられれば，介入可能な因子となります．

患者因子

　次に，患者さん自身や疾患に関する問題（患者因子）を考えてみます（表1）．これは複合的でたくさんあるけど，どのようなものがあるでしょうか？例えば発熱や低酸素，あとは電解質の異常や低血糖なんかも介入可能な患者因子となります．実はこれらはICUでよく検査する「X線」と「血液ガス検査」でチェック可能です．急性に発症した**せん妄では，X線や血液ガスをチェックする**ことが大事です．特に，**低酸素もせん妄を誘発するとっても大きな因子**です．人工呼吸器との同調不全ということもありますし，X線撮影したら気胸になっていたなんてこともあります．

　そして忘れてはいけないのは，「**薬剤性**」せん妄です．ベンゾジアゼピン系鎮静薬のミダゾラム（ドルミカム®）がせん妄の原因になっているかも，というのは勉強しました．他にも**利尿薬，抗菌薬，ステロイドなど**がせん妄の原因になり得ます．もちろん必要だから使用しているわけで，不要な薬なんかないっていわれるかもしれませんが，意外とルーチンで使っていませんか？鎮静薬や利尿薬や抗菌薬ですら，ダラダラと投与されてしまっている可能性もあります．**担当している患者さんの薬が何のために使われているのか，その必要性を毎日アセスメントしていきましょう．**

▼表1 患者因子で介入可能なもの

- 発熱
- 低酸素，高二酸化炭素，アシドーシス，気胸
- 頭蓋内損傷
- 電解質異常，低血糖，尿毒症
- 感染症
- 点滴やドレーン，気管チューブなどの位置の異常
- 精神疾患，アルコール離脱
- 薬（ベンゾジアゼピン系薬，抗不整脈薬，利尿薬，抗菌薬，抗てんかん薬，ステロイドなど）
  →まず「**血液ガス**」「**X線**」を評価してみる

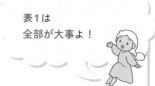

表1は全部が大事よ！

　最近よくてんかんの患者さんや，発作の予防的？に用いられるようになった
レベチラセタム（イーケプラ®）．血中濃度の測定が不要で，非常に便利ですよね．
しかしこの薬の副作用に，気分変動，抑うつ，易刺激性や易怒性などがあること
はご存知でしょうか？興奮するせん妄を発症した患者さんでイーケプラを中止
したら，せん妄症状が改善したなんていうこともあります．
　必要な薬でも，漫然と投与をされていないか，毎日チェックする姿勢
が大事です．

大切なポイント

- 最初に痛み，それから発熱，低酸素，電解質，低血糖，薬剤性などの患者因子
を考える
- せん妄を疑ったら，可能な範囲でまず「血液ガス」と「X線」を評価
- せん妄をみたら，まずはいきなりセレネース®，いきなりアタP（アタラック
ス® –P）からは卒業する

Story 3 ナースの腕のみせどころ！環境因子のいろいろ

早川Dr：次は環境因子だけど，療養環境については，ナースの皆さんが得意なはず．

藍Ns：環境因子って，本当にいろいろなことをみていかないといけないですよね．

早川Dr：これらがどこまでせん妄にかかわっているのかはわからないけど，まあ何
度もいっている通り，変えられそうなことから変えていくというのが基本
だよ．全体的には，**できる限り患者さんが普段家にいるのと同じような状
況に近づけていく**ということかな．

藍Ns：普通，自宅では夜には電気を消すし，モニターの音がすることもないし，
時計やカレンダーもありますからね．

天使：神経質な人だと，家の時計のカチカチという音ですら寝られなくなってし
まうことがあるのに，ICUのモニターや電話の音，スタッフの話し声なん

かがたくさんしていたら，寝られなくなるのも当たり前かもしれないわね．

早川Dr：普段使っているものがないのは困るよね．僕ならばメガネがないとほんと何もみえないし．

志宇Ns：私はスマホを24時間使っているから，ないとめっちゃ困ります．

Lecture 3 ▶ 療養環境を整えよう！

　環境因子については，できる限り患者さんが普段家にいるのと同じような状況に近づけます．**当然家では時計もスマホもあるし，夜は電気が暗くなり，電話が鳴ることもありません．**大半のICUでは今もスマホは使用禁止ですが，時代的にはそろそろ考え直す必要があるのかもしれないですね．コロナ禍でとっても痛感しましたが，ニュースをみるのも，家族や職場と連絡するのも今は全部スマホです（表2）．

　それから忘れてはならないのが，**早期リハと早期経腸栄養**です．最近はICUの加算なんかでも注目されていますが，せん妄の予防や改善のためには，この早期リハと栄養は絶対に欠かせない事項でしょう．普段ナースの皆さんが評価したり，実施してくれているこれらは，せん妄の予防にすごく役立っています．ぜひこれからも積極的に行っていきましょう．

▼表2 環境因子の工夫例

- 夜間に患者ケアを行う場合は，ベッドサイド照明を使う
- モニター音を夜間モードにする
- 電話の音量を下げる
- 耳栓を用いてもよい
- ベッドサイドで，患者ケアに関すること以外の雑談をしない
- 各勤務帯で時間，場所，日付を患者さんに伝える
- カレンダー・時計を提供する
- メガネ・補聴器を使用する
- スマホの使用を見直してみる
- 新聞や雑誌は，可能な限り最新のものを提供する
- 家族との面会をセッティングする

大切なポイント

- 環境因子の工夫としては，ICUを普段の家の環境に近づける
- 早期リハと早期経腸栄養も忘れずに

Story 4 ▶ 薬によって生じたせん妄を，薬で解決しない

早川Dr：そして最後は薬物療法．ただし，現時点で明確に**せん妄を予防したり改善させたりする薬は「ない」**ということは知っておいてね．確かにせん妄に対してよく使われる薬はあるけど，これがせん妄の対策のすべてではないよ．

志宇Ns：だから薬物療法は，対策のなかでは最後の方にあるんですね．

早川Dr：そういうこと．あとさっき，薬剤はせん妄の原因の1つになり得るって説明したけど，**「薬によって生じている問題を，別の薬を投与して解決しようとしない」**でね．例えばベンゾジアゼピン系薬で起こっているかもしれないせん妄に，ハロペリドール（セレネース®）を投与しようとするのではなくて，もとの原因薬を中止できないか考えるようにしよう．

Lecture 4 ▶ せん妄を治す薬はないの？

せん妄は薬で治せない

この薬を投与したら，せん妄は治っちゃいます！なんていう感じで，せん妄を明確に予防したり改善させたりする薬は現時点ではありません．その症状を軽減したり，睡眠を促したりするために，薬物療法はされている程度と考えておきましょう．

▼ 表3 せん妄対策のための2つの原則

- 原則1）ベンゾジアゼピン系薬はできるだけ避ける
- 原則2）薬の副作用によるせん妄を，薬で解決しようとしない

せん妄対策

　せん妄対策として，薬の使い方には原則が2つあるので覚えておいてください（表3）．1つめは鎮静薬として用いられているベンゾジアゼピン系薬はせん妄を誘発する可能性があるので，せん妄をすでに起こしている患者さんに関しては，**ベンゾジアゼピン系薬は使わないことが望ましい**です．もう1つの原則は，ベンゾジアゼピン系薬以外にもせん妄を起こしやすい薬があります．ステロイドというのはよくICUで使われますが，これによるせん妄も少なくないですし，他にも抗菌薬や利尿薬でもせん妄を起こします．原則として，**せん妄を起こしている患者さんの場合はこれらの薬を減量したり中止することを考慮**しましょう（なかなかステロイドなどは止めづらいですが）．このように薬の副作用によって発症したせん妄を，別の薬でおさえて解決しないというのが大事です．

せん妄の薬物療法

　以上を踏まえたうえで，内服ができる患者さんの場合はリスペリドン（リスパダール®）のような経口の非定型抗精神病薬や，内服が無理ならデクスメデトミジン（プレセデックス®）持続静注などがよく使われます．あとは夜間不眠がある場合は，入眠のために薬を考慮しますが，ここでも私はベンゾジアゼピン系の睡眠薬は基本的に使用しません（もともと使っている患者さんの場合は使うこともあります）．睡眠のリズムを整えるラメルテオン（ロゼレム®），スボレキサント（ベルソムラ®）や漢方の抑肝散などを使用することがあります．ただしこれらの薬は即効性がないのが欠点です（表4）．

▼表4 せん妄の薬物療法

過活動型には	経口非定型抗精神病薬
	・リスペリドン(リスパダール®) 1回1〜2 mg　1日1回眠前 ・クエチアピン(セロクエル®) 1回〜150 mg　1日1回眠前 　　　　　　　＊DM(糖尿病)に禁忌
	内服不能
	・デクスメデトミジン(プレセデックス®)　4〜10 mL/hr　持続静注 　　　　　　＊即効性なし　フラッシュ禁 ・ハロペリドール(セレネース®)1A＋生理食塩水100 mL　点滴静注 　　　　　　＊QT延長症候群に注意　必ずモニタリング
不眠には	・経口非定型抗精神病薬 ・スボレキサント(ベルソムラ®)内服　＊即効性なし ・**抑肝散**内服　＊即効性なし

大切なポイント

● せん妄を根本的に解決する薬はない

● 薬で起きているせん妄を, 別の薬で解決しようとしない

　ハロペリドールは, せん妄をおさえる効果を期待して以前から使用されています. しかし, 明確なせん妄の予防や, せん妄期間を減少させたというエビデンスはありません. むしろ, QT延長症候群や錐体外路症状(パーキンソンのような症状)の副作用が強く出てしまいます. もし使用する際には, 厳重なモニタリングの上に使用するのが基本です.
　これらの副作用が少ない非定型抗精神病薬(リスペリドンやクエチアピン)などを私はよく使用しますが, 普段は内服しか使えないのが欠点です.

　せん妄の対策とは，その原因となっている因子を取り除くことが基本です．それらにはわれわれが介入できるものとできないものがあります．介入可能なものは，できることから1つずつ改善していけるようにしましょう．

　せん妄の患者さんでは「まずは痛みがないか」をチェックしてあげることが大事です．そのうえで，患者因子，環境因子，などと順番に考えていきます．現時点では，せん妄に明確に有効性が認められた薬物はありません．従って，ハロペリドールを投薬というのは応急処置または最終手段ということになります．

文献

1）Van Rompaey B, et al：Risk factors for delirium in intensive care patients: a prospective cohort study. Crit Care, 13：R77, 2009（PMID：19457226）

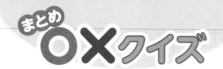

○か×で答えてください．×の場合は何が間違っているのかも考えてみましょう．

1 せん妄はICUという環境で起こるため，せん妄の改善のためにはまず早期退室を検討するなど環境を変えることが望ましい．

2 発熱や感染症は，せん妄のリスク因子となる．

3 ベンゾジアゼピン系鎮静薬やステロイドなどの薬剤は，せん妄のリスク因子となる．

4 早期離床や早期経腸栄養は，せん妄を予防する手段として推奨されている．

5 せん妄を予防したり，改善させたりする効果的な薬はない．

1. × せん妄がICUという環境によって発症すると考えられていたのは古い考え．もちろん環境は一因にはなりますが，それだけではなく複合的な要因によって発症します．せん妄を発症した場合はまず退室させるのではなく，痛みや患者因子などで介入可能なものを検討していきましょう．

2. ○ 他にも低酸素や低血糖，チューブの位置異常，薬剤などもせん妄の原因となります．

3. ○ 特にこの2剤はせん妄のリスク因子としては無視できません．他にも抗てんかん薬にも注意しましょう．

4. ○ PICS（post intensive care syndrome：集中治療後症候群）の予防としても重要視されています．

5. ○ せん妄を予防したり治したりする特効薬はありません．デクスメデトミジンや非定型抗精神病薬などが用いられることはありますが，薬がどんどん増えていかないように注意しましょう．

1 How to 気管挿管 目指せ！！挿管介助マスター

おさえておこう！

▶ IPPV と NPPV：気管挿管が必要なのはどんなとき？適応もおさえよう
▶ 気管挿管で必要な物品をそろえよう
▶ 挿管の実際〜手順をしっかり覚えよう
▶ 気管挿管は「確認」が最も大事．食道挿管が悪いのではなく，気づかないことが問題です

　今までのLectureを通して鎮痛が大事なこと，意識の評価方法や鎮静薬の使い方，せん妄対策を学んだ志宇ナースも，ICUの第一歩を踏み出せたようです．ICUでは鎮痛薬や鎮静薬がよく使われるので，まさに明日から実践に使える知識ばかりでした．

　気管挿管＋人工呼吸管理が行われている患者さんでは，持続的に鎮痛薬や鎮静薬が使われていますね．そこで藍ナースと志宇ナース（＋天使）たちは，次に気道と呼吸に関する勉強を進めていくことにしました．

Story 1 ▶ ①まずは気管挿管から

藍Ns：早川先生，今日からは気道や呼吸に関してのLectureをお願いします．

早川Dr：よろこんで！
気道や呼吸というと，ABCDのうち airway と breathing の最初の大事なところでしたね．ちなみになんでそこを勉強してみたいって思ったの？

志宇Ns：ICU って人工呼吸器をつけている患者さんが多いので．「挿管帰室で〜す」っていわれると身構えちゃうというか，苦手意識があるというか…

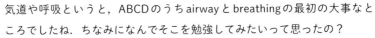

天使：確かに気管挿管をされている患者さんでは，観察しないといけないこととか，行うケアが急に何倍にも増えてしまうから大変よね．でもしっかりと学んで，ポイントさえおさえておけば，抜管までしっかり管理できるようになるから大丈夫よ．

早川Dr：気道の勉強では，まず一番身近な「気管挿管」についてからだね．

②気管挿管と人工呼吸器は分けて考える

早川Dr：最初に，人工呼吸の用語を確認しよう．NPPVとIPPVの違いはわかるかな．

藍 N s：NPPVはマスクでの人工呼吸で，IPPVは気管挿管を行っての人工呼吸です．
え〜っと，何の略でしたっけ？

志宇Ns：人工呼吸管理っていうと，気管挿管を行って人工呼吸器に接続するってイ
メージですが，NPPVも人工呼吸管理なんですか？

早川Dr：うん，何も気管挿管での人工呼吸管理（IPPV）だけではなくて，NPPVも
立派な人工呼吸管理．**気管挿管と人工呼吸器をつけるというのは基本的に
分けて考えないといけないよ**．

NPPVとIPPVの違い

　IPPVやNPPVの「PPV」はpositive pressure ventilation，すなわち陽圧人工呼吸
のことです．IPPVは**invasive** positive pressure ventilationで，侵襲的な，すなわち
気管挿管をしてから行う人工呼吸のことになります（図1）．

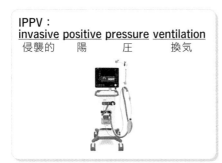

IPPV：
invasive positive pressure ventilation
侵襲的　　陽　　圧　　　換気

◀図1 **IPPVの例**
HAMILTON-C6
画像提供：日本光電工業株式会社

　一方，NPPVの最初のNはnon-invasive，すなわち非侵襲的ということで，**気管挿
管を行わないという意味**です．BiPAP（バイパップ）と呼ばれる人工呼吸管理がこれ
にあたります（図2）．

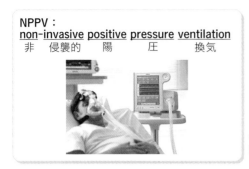

NPPV：
non-invasive positive pressure ventilation
非　　侵襲的　　陽　　圧　　　換気

◀ 図2 NPPVの例
V60ベンチレータ
画像提供：株式会社フィリップス・ジャパン

　ちなみに，ネーザルハイフローをNPPVに含めるか，それとも単なる酸素療法とするかはちょっと議論のあるところです．なんとなく気管挿管と人工呼吸器ってセットのイメージがありますが，NPPVというマスクで行う人工呼吸もあるわけなので，人工呼吸器＝気管挿管と必ずしもセットではありません．なんで違うかというと，**気管挿管と人工呼吸管理の「適応」が違う**ということを認識しておきましょう．主に前者はA：airway（気道），後者はB：breathing（呼吸）にかかわることです．それでは，まず気管挿管ってどんなときに必要となるのか，その「適応」について学んでいきましょう．

Story
2 ▶ **気管挿管ってどんなときに必要？**

志宇Ns：大きな手術の後は，挿管されたままICUに入室することが多いですね．

藍 N s：挿管帰室っていうやつね．

早川Dr：他にはどんなときに気管挿管って必要になる？

藍 N s：重症な患者さんも？入室して，わ〜って緊急で気管挿管みたいな．

天　使：**ICU入室前の電話情報とかで，気管挿管しそうかどうかを考えて，入室前に挿管セットを全部準備して，どかっと構えている**ベテランナースってカッコいいわ．

志宇Ns：確かに…．急に挿管となると，焦ります．

藍 N s：あとは…挿管していると，痰の吸引がしやすいですね．

早川Dr：なんか気管挿管が必要になる理由はいろいろありそうだね．

Lecture
2

気管挿管の適応は？
ABCDの問題で考えてみよう

ABCDは気道（airway），呼吸（breathing），循環（circulation），意識障害（dysfunction of central nervous system）の略です． 気管挿管の適応って，気道（airway）のトラブルだけが適応？って思われがちですが，実は違います．

例えば，大きな手術後の患者さんが気管挿管をされたまま，入室するのはなぜでしょうか？これはABCDすべてに理由があります．手術が大きいと患者さんの負担も大きくなるから，術後に安静の時間をつくるという意味があります．大きい手術では麻酔時間も長くなるから，その分麻酔から覚めてくるのに時間がかかります．麻酔から十分に覚醒していないと，**咳反射や嚥下反射が弱くなっていて誤嚥してしまったり，意識が戻っていなければ舌根沈下で窒息してしまったりする危険があります（AやDの問題）．** 他にも呼吸（B）や循環動態（C）は不安定かもしれません．ということで大手術後は，ABCDすべての問題で気管挿管の適応になっているわけです．

別の例として，重症の呼吸不全で細かい人工呼吸器の調整が必要な場合（Bの異常）や，ショックの患者さん（Cの異常）でも気管挿管の適応になります．気管挿管を行うと気道（airway）を安定化させられるから，**「確実な気道確保」**といいます．ABCDアプローチで考えると，**BCDに何らかの異常が発生したときには，まずAの安定化を図るのが基本**です（表1）．

▼表1 気管挿管（確実な気道確保）の適応

Aの問題 （気道）	・喀痰が多い（出せない） ・上気道の浮腫(喉頭炎など)，圧迫(血腫や腫瘍など) ・声門の異常(反回神経麻痺)
Bの問題 （呼吸）	・高度な人工呼吸管理を行いたい 　→気管挿管でカフを膨らませないと，肺に高い圧をかけられない
Cの問題 （循環）	・ショックの場合 　（原因は問わない．敗血症でも，出血性でも）
Dの問題 （意識）	・脳卒中や頭部外傷などの意識障害 ・大手術後（挿管帰室と呼ばれるもので，麻酔覚醒を待つ）

大切なポイント

- 気管挿管と人工呼吸管理は，基本的に分けて考える
- 気管挿管の適応については，ABCDに問題があるかを考える
- BCDに異常が生じた場合は，**まず「Aの安定化」**，すなわち気管挿管を考慮する（確実な気道確保）

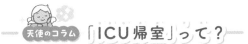

天使のコラム 「ICU帰室」って？

　手術室からICUに入るのは，別に帰ってくるんじゃないんだから，本当は「帰室」じゃなくて，「入室」よね（図3）．でも，なんで普通に「ICU入室」じゃなくて「ICU帰室」っていうのかしら．ICU七不思議の1つよ…

　手術室側の視点からみると，病棟に帰室できずに，ICUに行ったって意味で，「ICU帰室」ってOpeナース達がいってしまうからかしらね．あっ，でもたまにあるICUからOpe出しして，またICUに帰ってくるパターンだったら「ICU帰室」でもいいのかも．よくわからなくなってきたわ，笑．ついでに，英語では「ICU admission」よ．

　ちなみに自分のスマホやパソコンで「きしつ」って打っても，普通は「帰室」に変換されないわ．もし一発で「帰室」って変換されたら，あなた仕事のしすぎよ．

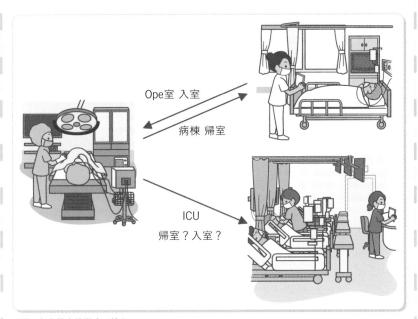

Ope室 入室

病棟 帰室

ICU
帰室？入室？

▲図3 **各病棟を移動する流れ**

気管挿管は準備が大事

早川Dr： さて，いよいよ気管挿管の手順について学んでいこう．ICUナースの皆さんは，ドクターの**気管挿管の介助をする機会**が多いと思います．しっかり介助ができるようになるためには，流れを理解しておかないといけないね．

天　使： ナースが実際に挿管することはないけど，自分でもできちゃうぞってぐらい理解しておくと，介助もスムーズになるわ．だから**自分でも挿管できるぐらいに覚えていきましょうね**．

志宇Ns： はい，わかりました．

早川Dr： では，気管挿管の手順を覚える前に大事なことは？

藍 N s： 物品準備ですね！あっ，でもいつも1つ2つ忘れちゃうんですよね．

まずは物品を準備しよう！

　必要な物品について概説していきます（物品の一覧は**図10**，このLectureは参考程度にして，各施設に応じた気管挿管準備マニュアルなどがあるかと思いますので，そちらを必ず確認してください）．

● ジャクソンリース回路

　バッグバルブマスク（BVM）でも問題ないのですが，ジャクソンリースの方が好まれます（**図4，5**）．**ジャクソンリースは酸素がないとバッグが膨らまない**のですが，バッグの硬さが肺の硬さを反映しており，ちゃんと換気ができているかがわかるというメリットがあります．一方でBVMは酸素がなくてもバッグは膨らんで換気できるので，CT室への移動ではこちらをもっていきます（例えばドラマとかである，エレベーターが緊急停止して，閉じこめられちゃうなんていうとき．このときは，酸素ボンベがなくなったらジャクソンリースは使えませんが，BVMならバッグは膨らむので，とりあえず換気をし続けることができるわけです）．どちらも**酸素配管までの酸素チューブは長めに**お願いいたします（短いと引っ張られて，時々抜けちゃったりすることがありますよね）．

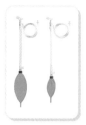
▲図4 ジャクソンリース
画像提供：株式会社 エム・ピー・アイ

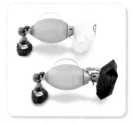
▲図5 バッグバルブマスク
画像提供：アイ・エム・アイ株式会社

A) 酸素は外に出ていき，
　バッグは膨らまない

B) 酸素は外に出ず，
　バッグは膨らんでくる

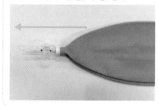
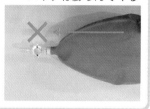

▲図6 ジャクソンリース回路はバルブの閉じっぱなしに注意

　ジャクソンリース回路は排気バルブ（弁）を回すことで，換気バッグに酸素を溜めたり，出したりできます（排気バルブは先端についているものや，根本についているものもあります）．

　排気バルブをバッグと水平にしておくと（**図6A**，開く），酸素はすべて出ていくので，バッグはぺちゃんこのままです．このままでは換気はできませんね．

　逆にバルブをバッグに垂直にする（**図6B**，閉じる）と，酸素はバッグに溜まり，バッグが膨らんでくるので，換気を行うことができます．

　ただし，バルブの閉じっぱなしには注意です．このバルブがずっと閉じっぱなし（**図6B**）だと，バッグがやがてパンパンに膨らんできて，肺が破裂します（緊張性気胸になります）．適宜バルブを斜めにしたり，開けたり閉めたりして，軽くバッグが膨らむ程度に調整してあげましょう．

　医療事故の報告も上がっています．間違っても，バッグをパンパンにして肺を破裂させてしまわないようにくれぐれもご注意ください．

● 気管チューブ

男性で8.5 〜 8.0 mm, 女性で7.5 〜 7.0 mmが標準です. 太い方が痰が吸いやすく, 呼吸の抵抗も減りますが, 声門のサイズに対して太すぎると, 抜管時の声門浮腫の原因になります. 使用前に10 mLシリンジでカフを膨らませて, 穴が空いていないかカフリークテストをしておきます. また**チューブの根元のプラスチックのコネクターは最初の接続が甘いので, ギュ〜っと押し込んでおきます**（図7）. 中にはスタイレットを通しておきます（まれに使わないドクターもいます）. そして周りにゼリーなどをつけて滑りやすくしておきます. 昔はチューブ内をキシロカインスプレーでシュッとして滑りやすくしておきましたが, ビニールが溶けてしまうということで, スプレーの使用は禁忌です.

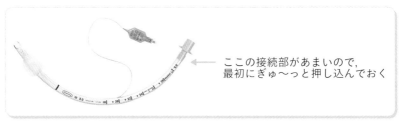

ここの接続部があまいので,
最初にぎゅ〜っと押し込んでおく

▲**図7 気管チューブ**
ソフトシール™カフ付気管内チューブ
画像提供：スミスメディカル・ジャパン株式会社

● 喉頭鏡

いわゆるマッキントッシュ型の喉頭鏡を用います. 成人の患者さんの場合, サイズは#3と#4が一般的に使われますが, おおむね#3で気管挿管ができるので, 特に指定がなければこちらで. ドクターによっては, #4を好む先生もいます. またビデオでみられる, **McGRATH™MAC（マクグラス喉頭鏡）**も最近は普及してきています（図8）. 喉頭鏡の電気がつくか, 電源が入るかはチェックしておきましょう.

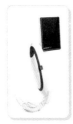

◀**図8 ビデオ喉頭鏡**
McGRATH™ MAC（MODEL A03）
画像提供：コヴィディエンジャパン株式会社

● 挿管確認のツール

気管挿管で最も重要なことは，スマートにやることでも，すばやくやることでもありません．気管挿管で一番重要なのは，「誤挿管（食道挿管）に気づくこと」です．これは何度も強調しますし，万一気づかないとCPAになります．そのため，挿管後の確認作業は最高に念を入れます．「聴診器」はもちろんのこと，ICUでは「$EtCO_2$」は必ずチェックできるように準備しておきましょう．**マシモ社のEMMA™ II は簡易的なCO_2カプノグラフでオススメです**（図9）．

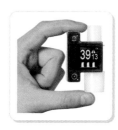

◀ **図9 CO_2カプノメータ**
マシモ EMMA
画像提供：アイ・エム・アイ株式会社

● 薬剤（詳細は後述）

鎮痛薬として**フェンタニル**，鎮静薬として**ミダゾラムまたはプロポフォール**，筋弛緩薬として**ロクロニウム（エスラックス®）**を使用することが多いです．

他にも挿管困難のときに，いったん筋弛緩薬をリバースするための拮抗薬スガマデクス（ブリディオン®），また鎮痛・鎮静薬を使ったときに血圧が下がることが多いので，**昇圧薬としてノルアドレナリンやフェニレフリン（ネオシネジンコーワ）**を用意しておきます．これらは注射器に吸っておいたり，溶解したりまではしておかなくとも，すぐに使えるように手元にはおいておきましょう．用意しておくと使わない，用意しておかないと必要になる．これをマーフィーの法則といいます．

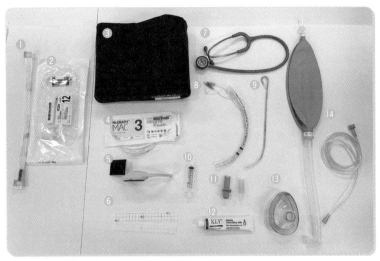

▲ 図10 気管挿管に必要な基本的物品の一覧
① 吸引チューブ
② 閉鎖式吸引回路（挿管後に人工呼吸器と接続する，写真はエコキャス™）
③ 挿管枕
④ 喉頭鏡ブレード（基本的にサイズは3でよいが，サイズ4も用意しておく）
⑤ 喉頭鏡本体（McGRATH™MAC）
⑥ チューブ固定用テープ
⑦ 聴診器
⑧ 気管チューブ（細めサイズも用意しておく）
⑨ スタイレット
⑩ 10 mLシリンジ（カフに空気を入れる用．挿管中にどこかにいってしまうので予備も）
⑪ バイトブロック（左：通常のバイトブロック，右：B-BOC®）
⑫ 潤滑ジェリー（写真はKLY® 滅菌潤滑ジェリー）
⑬ マスク
⑭ ジャクソンリース回路（BVMでも可）
※薬剤とCO₂チェッカーは割愛

大切なポイント

- ICUではビデオ喉頭鏡や，人工呼吸にBVMよりジャクソンリース回路が用いられることが多いため，使い方を学んでおく
- 挿管確認でCO_2のチェックは必須（CO_2カプノメータを用意する）

いよいよマスター　How to 気管挿管

早川Dr：続いて気管挿管の手順だね．気管挿管を行う術者のドクターは患者さんの頭側に立つけど，介助をするナースはどこに立つ？

藍 N s：え〜っと，**患者さんの右側**です．

早川Dr：そうだね，正解．挿管には，術者とナースのチームワークが大事です．手順もしっかり覚えてしまいましょう．

藍 N s：いつもギクシャクしちゃう所があるので，しっかり覚えておきます．

志宇Ns：私もまだ見学しかしたことがないので，ぜひ．

気管挿管の手順のポイント

　主に術者のドクター（Dr），介助者のナース（Ns）という想定で，それぞれが行うことに分けてありますが，ドクターの手技操作の方法も知っておいた方がいいですし，どちらが行ってもよい操作もあります．本項の手順では，緊急の気管挿管などで行われる代表的な**迅速導入気管挿管（rapid sequence intubation：RSI）**という方法を紹介します．他にもいろいろな方法がありますので，それは実践でちょっとずつ覚えていきましょう．

Dr：前酸素化

　100％酸素を流したジャクソンリースでマスクフィットして，深呼吸をしてもらいます（図11）．**基本的に，バッグは揉まないようにしましょう．フルストマックの場合は，嘔吐すると危険**です．NPPVやNHT（ネーザルハイフロー）が装着されている場合は，FiO_2を100％にして数分待ちます．通常はSpO_2が上がってきます．必要であればこの際に吸引もしておきます．図12をみてください．これは健常成人女性に，5分酸素化後に呼吸を止めたときのSpO_2の推移です．みてわかる通り，SpO_2はいったん落ちはじめると，その後は滝のように急激に落下します．怖いですね．FiO_2が60％で前酸素化の場合は約3分で落ちはじめますが，100％で前酸素化しておくと5分ぐらいはもちそうです．わずかな違いですが，この2分の猶予が重要になります．

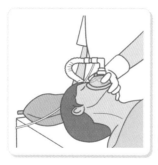

◀ 図11 ジャクソンリースで前酸素化
まだ自発呼吸が残っているので，バッグは揉ま
ずに，マスクも軽くフィットさせる程度でよい．

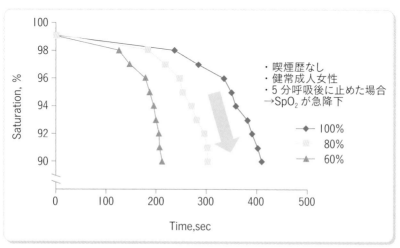

▲ 図12 酸素化中止後のSpO₂の推移
文献 | より引用，矢印と箇条書きのコメントを著者が追記

Dr or Ns：薬剤の投与（101ページも参照）

　鎮痛薬→鎮静薬→筋弛緩薬の順に投与します．ショックバイタルでは鎮痛薬を使わ
なかったり，用量を調整したりしますので，状況に応じて指示通りに投与します．

Dr：換気

　ジャクソンリース回路などで換気を行うことがあります．緊急やフルストマックの
場合は，換気を行わずにそのまま次の挿管手技に入っていきます（RSI）．

Dr and Ns：挿管枕を入れて，スニフィングポジション

　勘違いをされている方が多いですが，**気道確保に有利な「頭部後屈ポジション」と
気管挿管しやすい「スニフィングポジション」は異なります**．挿管時のスニフィング
ポジションは喉頭展開で声門がみやすくなりますが，呼吸にはむしろ不利な頭位とな
ります．従って前酸素化中にスニフィングポジションにすると呼吸しづらいことがあ

りますので，あくまでも挿管直前にこの頭位にするようにしましょう．枕の位置も「背枕」ではありませんので注意（図13）．

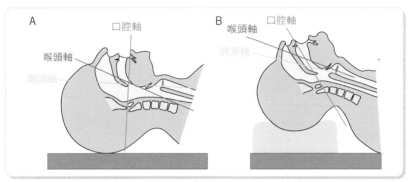

▲ 図13 仰臥位とスニフィングポジションの違い
A：普通の仰臥位とB：スニフィングポジション．文献2より引用．
スニフィングというのは鼻で匂いを嗅ぐという意味．気道確保で行われる頭部後屈とは異なり，スニフィングポジションは必ずしも呼吸がしやすいわけではない．
枕は背中の下ではなく，頭の下に入れる．口腔と咽頭と喉頭の軸がそろうと，声門がみえる．スニフィングポジションで軸を近づけて，最後に喉頭鏡で展開すると声門がみえるわけである．

Dr：開口

まずドクターは両手で開口します．たまにここで喉頭鏡を渡してくる介助者がいますが，ドクターは両手でしっかりと口を開けるので，まだ渡してはいけません．

Ns：喉頭鏡を渡す

口が開いてドクターの右手がクロスフィンガーになったら，邪魔にならないように**ドクターの左手に喉頭鏡を渡します**（右利きとか左利きとかは関係なく左手に渡します：図14）．

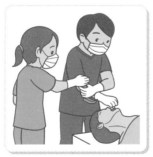

◀ 図14 喉頭鏡を渡す

Dr：喉頭展開

　喉頭鏡で喉頭展開を行います．**声門がみえたら術者は「声門みえました！！」と大きな声でいいます．**万一いわないドクターがいた場合は，シャイではなく問題ありです．術者しか基本的には展開できたことがわからないので（ただしビデオ喉頭鏡は便利ですね．介助者も声門がみえているか画面で確認することができます）．

Ns：気管チューブを渡す

　「声門みえました」を合図に気管チューブをバトンタッチします．この際に重要なのは，**術者のドクターは声門から絶対に目を離してはいけない**，ということです．チラ見もダメです．だから**介助者のナースは，ドクターの目が声門から離れないように，術者の右手のベストな位置にチューブをそっと渡してあげてください**．まさに命のバトンパスです．ここで普段のドクターとナースの仲のよさがだいたいわかります．あ，もちろんチューブの湾曲の向きは声門の方向を向いているように渡してくださいね（**図15**）．

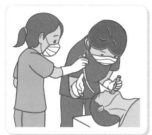

◀**図15 気管チューブを渡す**
術者は声門から絶対に目を離さずにチューブ
を受け取ります（逆ノールックパス）．

Ns：細かい介助：「右口角をひっぱる」，「BURP法」

　「口角引いてください」の指示があれば，みやすくするために介助者は右口角をひっぱって口を開けたりします（**図16**）．

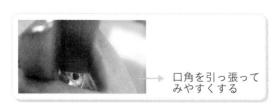

口角を引っ張って
みやすくする

▲**図16 口角を引いて口を開ける**

また「**甲状軟骨（thyroid cartilage）**」をback（後ろ），up（上），right（右）にpressure（押したり）して，声門をよりみやすくするのがBURP法です．ちなみにcricoid pressure（輪状軟骨圧迫，セリック法ともいう）は「**輪状軟骨（cricoid cartilage）**」を後ろに押して，食道を閉鎖し，誤嚥を予防する方法ですが，BURP法とごっちゃになってしまっている方が多いです．前者は声門をみやすくする，後者は誤嚥予防です（**図17**）．でもセリック法は今はあまり行われませんので忘れてもいいのですが，試験には今でもよく出ますので注意しましょう（だいたい押す場所，すなわち甲状軟骨と輪状軟骨をひっかける問題が出ます）．

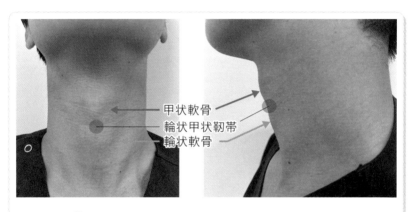

甲状軟骨
輪状甲状靱帯
輪状軟骨

BURP 法
・声門をみやすくする
・**甲状軟骨**を back（背側），up（頭側），right（右）に pressure

cricoid pressure（セリック法）
・食道を押して誤嚥予防
・輪状軟骨を垂直に押す

▲ 図17 BURP法とセリック法
ちなみに輪状甲状靱帯（甲状軟骨と輪状軟骨の間の凹み ● ）は，緊急気管切開や穿刺を行う解剖学的位置．

Ns：「声門を通過しました」といわれたら，スタイレットを抜く

この際に勢いよくやらないでください．せっかく入れたチューブが抜けてしまいます．**必ず両手で愛護的にスタイレットを抜去してください（左手で気管チューブを保持して，右手でスタイレットをゆっくり抜く：図18）**．

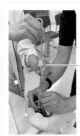

必ず左手でチューブを保持して
スタイレットを抜く

▲ 図18 スタイレットはゆっくり抜く

Dr：気管チューブを適切な深さまで，みながら進める

通常の深さは**口角22〜24 cm**ぐらいです．スタイレットを入れっぱなしで，チューブを進めないでくださいね．気管を傷つけてしまいます．

Ns：カフに空気を入れる

カフ圧は後でいいので，まずは5〜10 mLほど，パイロットバルーンが耳たぶの硬さぐらいになるように，空気を入れてください（**図19**）．

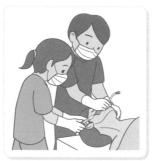

◀ 図19 カフに空気を入れる

Dr：換気

まずは**胸があがっているか？気管チューブのなかが水蒸気で曇るか**をチェックします．

Dr：挿管確認

一連の作業のなかでは，挿管確認が最も重要です．術者は集中して確実に確認を行いますので，チューブの保持を代わってあげましょう．「**チューブ保持，代わります**」といってチューブをもちます．**手の一部を患者さんの頬などに乗せ，安定化させてしっかりと保持してください**（**図20**）．

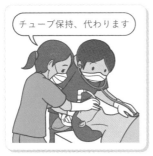

◀図20 チューブの保持を代わる

Ns：接続と固定

人工呼吸器の接続およびチューブの固定を行います（図21）.

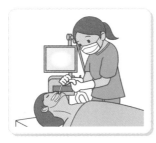

◀図21 呼吸器の接続とチューブ固定

Dr and Ns：X線の撮影

チューブの位置をチェックします.

気管挿管で使う導入薬剤は，ドクターによってはけっこう違うので，あくまでも1例として考えておいてください．毎回ドクターに使う薬剤の確認をしましょう．お薬メモでは通常の導入パターンと，血圧が低いときなどの限定的な用量のパターン例を示します．普通は鎮痛薬→鎮静薬→筋弛緩薬という順番で投与していきます〔今回は筋弛緩薬を記載しましたが，筋弛緩薬を使用しない事もよくあります．また，挿管困難時に筋弛緩状態から緊急で回復する方法についても確認しておきましょう（図22）.〕

薬剤の投与量は，1/2アンプルやバイアルといったり，○ mLといったりすると間違えるので，ここではmgの表記で示します．何アンプル分か，何mLなのかは各自で必ずチェックしておいてくださいね.

お薬メモ

〈気管挿管で使う薬剤の例〉

あくまでも一例(体重50 kg)であり, 体重や年齢により投与量は増減します.

通常の例

❶鎮痛・反射防止

・フェンタニル0.1 mg投与
  通常1Aは0.1 mg/2 mLのため, 原液で2 mL投与する

❷鎮静・入眠

・プロポフォール50〜70 mg投与
  1%製剤の場合は10 mg/1 mLのため, 原液で5〜7 mL投与する

❸筋弛緩(必要に応じて)

・ロクロニウム50 mg投与
  IVは50 mg/5 mLのため, 原液で5 mL投与する

血圧が低い例

❶鎮痛・反射防止

・フェンタニル　なし

❷鎮静・入眠

・ミダゾラム2.5〜5 mg投与
  通常1Aは10 mg/2 mLのため, ミダゾラム1A+生理食塩水8 mLで希釈
  し, 2.5〜5 mL投与する　または　原液でもOK

❸筋弛緩(必要に応じて)

・ロクロニウム50 mg投与
  IVは50 mg/5 mLのため, 原液で5 mL投与する

❹昇圧(必要に応じて)

・ノルアドレナリン　20倍希釈など
  通常1Aは1 mg/1 mLのため, ノルアドレナリン1A+生理食塩水19 mL
  で希釈し, 1 mLずつ投与する

筋弛緩回復薬（ロクロニウムの拮抗薬）
スガマデクス（ブリディオン®）200 mg/2 mL
挿管中にロクロニウムを投与後に, 緊急（挿管困難時）で筋弛緩
状態から回復が必要な場合は16 mg/kgで投与（50 kgで800 mg）

A)

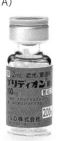
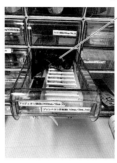

黒い袋の中
（遮光保存）

アイウエオ順に薬剤が並んでい
るので, プリンペラン
の隣においてあるわ.

▲ 図22 ロクロニウムの拮抗薬
画像提供：A) MSD株式会社

Story 5 ▶ 気管挿管は何が一番大事？

挿管で大事なこと

藍 N s ：気管挿管の準備と手順はわかりました．あとは実践あるのみですね．

早川Dr：頼もしいです．でもここで釘を刺すわけじゃないけど，挿管手技で一番大事なことは何でしょうか？

志宇Ns：え〜っと，準備をしっかりとすること…ですか？

藍 N s ：う〜ん．すみやかにテキパキ行うこと？

早川Dr：残念．もちろん準備をしっかりすることとか，すみやかに手技を終わらせることはどちらも大事ではあるけど，正解ではありません．答えは**「食道挿管に気づくこと」**だよ．

天　使：どんなに手技が上手いプロがやっても「私，失敗しませんから」ってことはないのよ．一定の割合で誤挿管，すなわち食道挿管が起こると報告されているのよ．

恐怖の食道挿管

早川Dr：もし食道挿管になっていたらどうなっちゃう？

藍 N s ：呼吸ができないので，CPAになってしまいます．

天　使：残念だけど，そういう食道挿管に伴う事故がどうしても毎年起こってしまっているのよ．**原因は，食道挿管を疑わなかったから．**

早川Dr：術者が**どんなに上手いドクター**でも，食道挿管の可能性を念頭において，確認作業は入念に行うことが大事だよ．そして**ちょっとでも疑わしければ「食道挿管かも？」**って考えて，また手技をやり直せばいいんだ．もしここで疑わないで食道挿管のままだったら，確実にCPAになっちゃうからね．

志宇Ns：怖いですね．

早川Dr：うん．**「疑わしきは罰せよ」**の原則といいます．だから術者のドクターだけでなく，介助をしたナースも必ず一緒に確認していきましょう．

Lecture
5 ▶ ①挿管の確認，疑わしきは罰せよの原則

▼表2 気管挿管の確認

- （手技中）**声帯をチューブが通過したことを目視で確認**
  →必ず声掛け「声門通過しました」
- **チューブの曇り**→「チューブの曇りよし」
- **胸郭の挙上**→「胸のあがりよし」
- **5点聴診：胃胞音なし，前胸部，側胸部**
  →「ゴボゴボ音なし，前胸部左右差なし，側胸部左右差なし」
- **EtCO₂ or CO₂検知器**（紫から黄色Yellowになります．YellowでYesと覚えてください）
  →「EtCO₂は〇〇です（通常は2桁）」or「CO₂検知器，黄色でYesです」
- **食道挿管検知器**（esophageal detector device：EDD，通称ドラえもんの手）
  潰してチューブにつけて，ドラえもんの手が再度膨らんだらOK．再度膨らまず潰れたままなら食道挿管．
  ただし，感度が低いので院内ではあまり使われず
- **SpO₂が上がってくる**
- **X線での位置確認**

ドクター＆ナースで確認

　声門をチューブが通過したことを目視で確認，チューブの曇り，胸のあがり，5点聴診，EtCO₂，X線どれも大事です（表2）．聴診では，筆者はいつも入念に6点聴診しています．**胃泡音→前胸部左・右→側胸部左・右→もう一度胃泡音です．この際に，聴診をしている人は声に出していうのがコツ**．聴診していない人にはわからないので．大きな声で「ゴボゴボ音ありません，前胸部左右差ありません」というのが正解です．声の小さいドクターが多いですが，「」内のセリフは必ずドクターとナースで大きな声で確認してください．シャイとかそういう問題ではなく，ルールです．ドクターの確認後に，ダブルチェックの意味で毎回ナース側でも確認しておきましょう．片側の胸の呼吸音が聴こえて，反対側が聴こえないなんてときは，気管チューブが深すぎて片肺挿管になっている可能性もあります．

呼気の二酸化炭素を確認

　あともう1つ大事なことが，呼気中の二酸化炭素（EtCO₂）のチェック．これもマストです．ちゃんと挿管されていれば，20や30といった数値が出ます．もしも3〜

4とかいう数値のときはどうでしょうか？0ではなくて数値が出ているから大丈夫？実はこれでもダメです．食道挿管でも必ずしも0にはならず，3〜4ぐらいの数値は出てしまいます．**とにかくちょっとでもおかしいな？って思ったら，絶対にそのままにしてはダメ**．

最後に五・七・五で．『あなたの「？」　放置してたら　心停止』　字余りですか？

少しでもおかしければ，勇気を出して「おかしいです」というのよ．
疑わしきは罰せよ，また挿管手技をやり直せばいいだけ．
あなたの「？」は，放置すると心肺停止につながるわよ！

Lecture 5 ▶ ② X線で位置確認

必ず挿管後には，X線で気管チューブの先端の位置確認を行います．図23はわかりやすく強調した画像ですが，カフの位置が正しいところにあるようにします．そのためには**チューブの「先端」が，胸鎖関節（胸骨と鎖骨の結合部）の下縁より「下」，気管分岐部の「上」にあることを確認**します．

これより深い場合は片肺挿管になってしまう可能性が高く，反対側の呼吸音が聞こえなくなってしまいます〔角度は右肺の方が浅いため，だいたい右肺に片肺挿管になる（図24）．左肺の呼吸音は低下する〕．ただし，気管チューブにはマーフィー孔という側孔が空いているので，必ずしも換気ができなくなるわけではありません．

一方，**チューブが浅すぎる場合は，カフ漏れを起こします．人工呼吸器のエアが漏れてしまったり，患者さんの声が出ている場合はこの可能性が高いので**，チェックし

ましょう．カフ漏れの際は，よく「チューブのカフが壊れてしまっているのでは？」という報告を受けますが，実際に壊れていることはほとんどなくて，チューブが浅いのが原因です．チューブの口角の固定位置や，X線を確認しましょう．

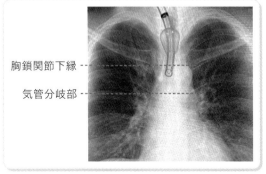

胸鎖関節下縁 ----
気管分岐部 ----

◀ **図23 適切な気管チューブの先端位置**
胸鎖関節下縁1横指下
または
気管分岐部より3〜5 cm上.
だいたい口角位置で
男性23 cm，女性21 cm
（口中でたわんでいることがあるため，必ずしもこの限りではない）.

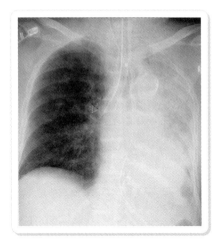

◀ **図24 右片肺挿管**
チューブの先端が右気管支に入っている.
左肺は無気肺になっている.

さてさて，気管挿管の適応，準備，手技の流れ，確認までを一気に学びました．このなかでも一番大事なのは「確認」です．ICUで働くのであれば，この確認作業については，ソラでいえるようにここで暗記してしまってください．確認を覚えてくれただけで，本書を買っていただいた価値はあるといえるでしょう．

えっ？借りて読んでる？このページは永久保存版なので，ぜひご購入を検討くださいませ．

文献
1）Edmark L, et al：Optimal oxygen concentration during induction of general anesthesia. Anesthesiology, 98：28-33, 2003（PMID：12502975）
2）Davies JD, et al：Approaches to manual ventilation. Respir Care, 59：810-22；discussion 822, 2014（PMID：24891193）

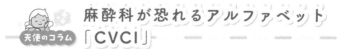

麻酔科が恐れるアルファベット「CVCI」

天使のコラム

ドラキュラに十字架をみせると，ギャ～ってなるわよね．麻酔科の先生に「CVCI」って呪文を唱えると，同じくギャ～ってなるわよ．今度ぜひやってみて．

CVCIは「cannot ventilate, cannot intubate（換気できない，挿管できない）」っていう意味で，マスク換気もできないし，気管挿管も上手くいかなければ，患者さんは心肺停止になっちゃうわってことなのよ．

「換気も挿管もできなければCPAになる．」こういうふうに書いてある教科書が多いんだけど，でもこれって当たり前のことよね？実はCVCIがいいたいのはそういうことではないの．

これはね，「逆説的に，**もし万が一にも気管挿管できなくても，マスク換気できれば，CPAにはならない**」っていう意味なの．

すなわち気管挿管が上手いよりも，マスク換気が上手な人の方が1,000,000倍価値があるのよ．ぜひ，みんなも「マスク換気」が上手にできるようにきわめて欲しいわ．

ちなみに天使の私がギャ～ってなるのは何かって？それは黒い「あれ」よ．肢と翅のある…

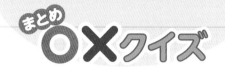

○か×で答えてください．×の場合は何が間違っているのかも考えてみましょう．

1 気管挿管を伴う人工呼吸管理のことをIPPVという． ⬜

2 BCDに異常が生じた場合は，確実な気道確保である気管挿管を検討する． ⬜

3 バッグバルブマスク（BVM）は酸素がないとバッグが膨らまないので，CT室移動などには向いていない． ⬜

4 気管挿管の手技で最も重要なことは，すばやく・正確に行うことである． ⬜

5 気管挿管の手技では，スニフィングポジションを取るために背枕を入れる． ⬜

6 気管挿管の手技では，「声門みえました」と術者がいったら，術者の目が声門から離れないように，右手にチューブを受け渡す． ⬜

7 術者がBURP法を行ってくださいといったら，輪状軟骨を後ろに押す． ⬜

8 「スタイレットを抜いてください」といわれたので，片手でスタイレットを引っ張って抜去した． ⬜

9 挿管確認で呼気の二酸化炭素（$EtCO_2$）が2～3と数値が出ていたので，挿管OKと判断した． ⬜

10 X線では気管チューブの先端が胸鎖関節下縁1横指下かつ気管分岐部より3～5cm上にあったため，チューブ位置OKと判断した． ⬜

1. ○ 気管挿管と人工呼吸管理の適応は異なります．気管挿管を行うものをIPPV，気管挿管を行わないものをNPPVと定義します．

2. ○ B高度な人工呼吸管理が必要，Cショック，D意識障害などは確実な気道確保である気管挿管の適応となります．BCDに異常が生じた場合は，まずAの安定化を図るのが原則です．

3. × 酸素がないと膨らまないのは，ジャクソンリースの方です．CT室移動の際には酸素ボンベがなかったり，酸素が切れてしまったときのために，酸素がなくてもバックが膨らむBVMを携行しましょう．

4. × 気管挿管で最も重要なことは，丁寧でもすばやくでも正確でもなく，一定の割合で必ず起こり得る「食道挿管（誤挿管）に気づくこと」です．食道挿管を見逃した場合＝患者さんの医療事故死になります．

5. ×背枕ではなく，後頭部に枕やタオルを入れます．挿管の際のスニフィングポジションは，気道確保の頭部後屈あご先挙上とは異なります．

6. ○ 術者は左手に喉頭鏡，右手に挿管チューブとなります．挿管チューブは，術者が声門から絶対に目が離れないように，スムーズにパスしてあげてください．

7. × BURP法は声門がみえずらい時に，甲状軟骨（いわゆる喉仏）を上や右側に押してあげて，声門をみやすいポジションに移動させる方法です．誤嚥予防の輪状軟骨を押すセリック法は，最近はあまり行われません．

8. × 必ず両手で，左手にチューブを保持して，右手でスタイレットをゆっくり丁寧に抜去してください．片手でスタイレットを引っ張ると，せっかく入れた気管チューブがスポンって抜けてしまいます．その場がすごいやばい空気になるので気をつけましょう．

9. × $EtCO_2$の数値が0は明らかにダメです．食道挿管（誤挿管）ですので，やり直しましょう．3〜4ぐらいの少ない数値も誤挿管である可能性が高いので，やり直した方がよいです．通常ちゃんと気管挿管が行われている場合，$EtCO_2$は$PaCO_2$（正常値は40 Torrですね）と同じく，二桁の数値が出てきます．

10. ○ 最初の確認だけでなく，日々のX線でも位置がずれていないかをチェックすることが大事です．口のなかでたわんでいたりして，チューブの位置が浅くなったり深くなったりしてしまっていることがあります．

2 気管チューブのトラブル対策 計画外抜管とチューブ固定

おさえておこう！

▶ 計画外抜管とは？ 鎮静の管理もポイントです
▶ 切り込みテープを使った気管チューブ固定の方法をみてみよう
▶ アンカーファストとバイトブロックの出番は？

Story 1 ▶ 気管挿管の合併症って？

 次は気管挿管の合併症について学んでみよう．気管挿管は生命維持にとても重要だけど，当然その合併症や危険性についても理解しておかないとね．挿管患者さんを受けもったときに，一番気にしていることは何だろう？

 私はまだいっぱい受けもちしたことがないので，思いつかないです…

 チューブが詰まらないようにとか，ズレたりしないようにとか…ですか？

早川Dr：そうだね，チューブの閉塞や位置異常は多いし，結構配慮が必要だよね．

藍Ns：あとはなんだろう，感染とか？

 いい線いってるわね．最も気にするのは**チューブの位置異常（計画外抜管）**と，**人工呼吸器関連事象**（ventilator-associated events：VAE）じゃないかしら．

志宇Ns：あ〜，確かに．「じこ抜管」も怖いですね．患者さんが急にガバッと動いてしまったりして．

①計画外抜管とは

　計画外の抜管は，大きく2つあります．それは「じこばっかん」と「じこばっかん」です．あっ，すいません．間違えました．**「自己抜管（self-extubation）」**と**「事故抜管（accidental extubation）」**です．前者の「自己セルフ抜管」は患者さんがチューブを意図的に自分の手で抜いてしまうこと．後者の「事故アクシデント抜管」は私たちが体位交換したり，ヘッドアップしたときにチューブが引っ張られて抜けてしまう，CTの台によいしょしたときにスポンと抜けてしまうことです．合わせて**「計画外抜管（unexpected extubation）」**といいます．

　対応に関してははっきりと区別できるわけではないですが，**自己抜管は主に鎮静の深度，すなわち適切なRASSが維持できていたかが重要で，事故抜管はテープ類による固定，または体位交換の際に適切にチューブを保持したか**などによるといわれています．でも，もちろん自己抜管されないために，常にRASSを－4みたいな深鎮静にしておくっていうのはおかしいです．ずっと深鎮静なんて，何十年前のICU管理に逆戻りですか…っていう感じですし，自己抜管が減っても人工呼吸器関連肺炎（VAP）が増えました，そのためICU死亡率が上がりましたってなっちゃえば意味がないですよね．RASSが0～－1ぐらいでも**鎮痛がしっかり**されていれば，自己抜管はそんなに増えないとも考えられています．また自己抜管してしまうのは，もう人工呼吸器のweaningも終わっていて，さあいよいよ抜管していこうっていう患者さんで，こちらが抜く前に，先に抜かれてしまったみたいな感じもあります．なので**RASSがプラスになってしまっている患者さん**と，**抜管をひかえて準備している患者さんは，計画外抜管に要注意**です．

②計画外抜管は0にできるの？

　計画外抜管は成人のICU患者さんでは6.7％の確率で起き，100人工呼吸日（のべ100日ということです）あたり1.06回（例えば5人挿管されている患者さんがいたら，20日に約1回計画外抜管）で起こるとされています[1]．また計画外抜管の患者さんの約50％で再挿管を要したという報告もありますが，これも1.8％～88％と報告によ

り幅が広く，実際のところはよくわかりません[2]．おそらく計画外抜管の要因が複数にわたることが理由で，患者さんの背景や状態によりバラバラなんでしょう．計画外抜管のリスクファクターや予防法について検討した報告もありますが，要因はきわめて多岐にわたり，標準化されたものはなさそうです．

ただいずれにしても，計画外抜管が0％ということは絶対にあり得ません．「うちは計画外抜管0ですよ」なんていうICUがあれば，きっと異常に鎮静が深いので，それはそれで問題です．したがって計画外抜管は減らすのは大事ですが，0を目標にする必要はなく，むしろ計画外抜管された後に適切な対応ができることが重要です．まずは「酸素投与，人を集める，救急カート／緊急気道バッグ」この3点を覚えておいてください．

Story 2 ▶ 気管チューブはよくずれる…

志宇Ns：気管チューブの位置って日々ずれちゃうこともありますよね．

天　使：X線を毎日撮っているのなら，それでチューブ先端の位置を確認するのは大事ね．

早川Dr：**口角の固定位置は変わっていなくても，口のなかでチューブがたわんでしまっていることがある**から，X線のチェックは大事だね．

藍Ns：あとは，人工呼吸器のカフ漏れってチューブ位置異常が原因のことが多いですよね？

志宇Ns：え，カフ漏れってチューブのカフが破損して，穴が空いているんじゃないんですか？

早川Dr：うん，**カフ漏れのほとんどは，チューブが浅くなってしまって起きている**ことが多いよ．

天　使：ちなみにあまりないけど，チューブが深くなってしまうと片肺挿管になってしまうわよ．呼吸音も聞いてね．

藍Ns：こういった位置異常や計画外抜管を減らすためには，チューブの固定方法をICUで決めておくことも大事ですね．

大切なポイント

● 気管チューブのカフ漏れ

→まずはチューブが浅くなっていないか？すぐにX線を確認！

Lecture 2 ▶ 気管チューブの固定はどうする？

固定の加減は？

　チューブの固定は主にテープで行いますが，特定の標準化された方法はないです．どこの施設にもマニュアルなどがあるはずですから，それに従ってください．一般的に，**テープ固定は固定の数が多いほど固定力は強くなりますが，皮膚との接触面が増えるので皮膚障害の割合も増えてしまいます**．したがって深い鎮静がされている患者さんや，浅い鎮静でも従命が入って落ち着いている患者さんは固定数が少なめがいいかもしれません．一方で，急に動き出しちゃう患者さんなどは固定数を増やしておいた方が安全ですね．**患者さんの状態に応じて，固定方法も変えてみてください**．なんでもかんでもガチガチに固定すればいいというわけではありません．

スタンダードな強めの固定方法

　固定方法には1面で固定する方法から4面で固定する方法，切り込みテープを使った方法などいろいろあります．ただし，全部使い分けるというよりも，まずはスタンダードにしっかりと固定する方法から学んでいきましょう．

角を丸く切るのは，
ナースのやさしい
思いやりね！

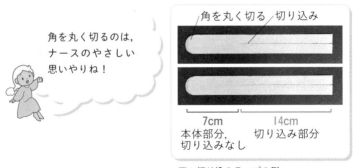

角を丸く切る　　切り込み

7cm　　　　　14cm
本体部分，　　切り込み部分
切り込みなし

▲図1 切り込みテープの例

まずは切り込みテープを2本用意します（図1）．頬に
つく部分が7 cm程度，切り込みの部分が14 cm程度で
ちょうどいい感じです．テープは3M™マルチポア™ドラ
イサージカルテープが個人的におすすめです．強粘着性
でしっかり固定できるだけでなく，速乾性があるので唾
液に強く，ある程度の伸縮性もあります．表皮剥離をお
こすのは主にテープを剥がすときなので，ここでは必ず
リムーバーを使用しましょう（図2）．

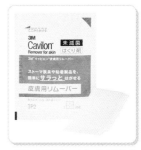

▲図2 3M™ キャビロン™皮膚
用リムーバー
画像提供：スリーエム ヘルスケア
ジャパン合同会社

　それでは，図3，4を参考にしながら，スタンダード
なチューブ固定の方法をみていきましょう（ここではわ
かりやすくするために，テープの1本目を赤色，2本目を青色で色分けしています）．
　まずは切り込みテープの裏側の，頬に貼る部分のみ，テープ裏紙を剥がします（巻
きつける方は剥がさない）．

● 赤いテープ（図3）

❶ 1本目の切り込みテープの本体（切り込みが入っていない方）を，頬に貼ります
（切れ込みと口角を合わせるのがコツ）

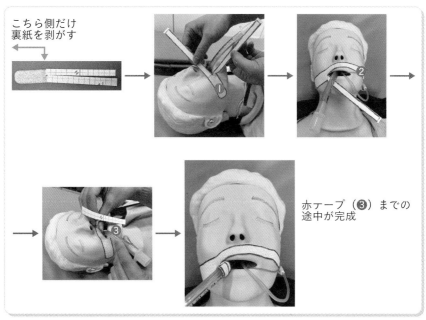

▲図3 チューブ固定の手順①

❷そのまま上テープ片を上顎に流して貼ります

❸下テープ片をチューブに巻き付け，そのまま全部巻き切ります（チューブへの一巻き目がとにかく大事）

● 青いテープ（図4）

❹もう1本の切り込みテープの本体を，少しずらして頬に貼ります

❺下テープ片を軽く下顎に貼ります

❻上テープ片をチューブに巻き切ります

→完成です

　テープ固定が終わったら，バイトブロックを入れて，固定して終了です.

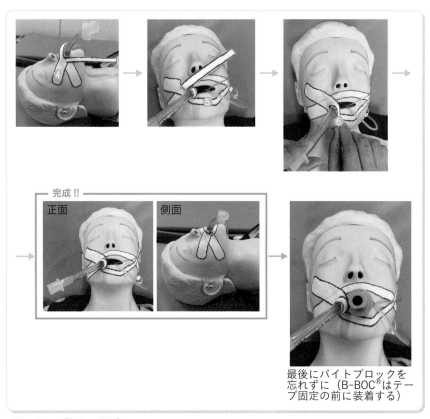

完成!!

正面　側面

最後にバイトブロックを忘れずに（B-BOC®はテープ固定の前に装着する）

▲ 図4 チューブ固定の手順②

Story 3 ▶ アンカーファストを使うのはどうかしら？

藍 N s：あと最近は「アンカーファスト」というものもありますよね.

早川Dr：うん，ハイドロコロイド剤を使っているから，皮膚障害が少ないとされているんだ. でも固定方法が若干特殊だから，こちらもしっかりと使い方を勉強しておいてね.

志宇Ns：テープ固定とアンカーファストの使い分けってあるんですか？

天　使：まあ，うちのICUでみんなをみていると，挿管した直後は鎮静深度や鎮静薬の量が安定しないので，切り込みテープを使ってしっかりと固定. **気管挿管の期間が48時間を超えてくる場合は，皮膚に優しいアンカーファストを利用**しているのが多いみたいね.

志宇Ns：じゃあ，まずはその二通りの方法を覚えておきます！

Lecture 3 ▶ アンカーファストとバイトブロック

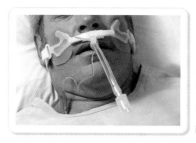

◀図5 アンカーファスト
ハイドロコロイド剤で皮膚に固定するので，皮膚障害を起こしにくい.
チューブをカチカチと左右に動かせる→オーラルケアしやすい.
・アンカーファストはHollister社の商標です
画像提供：アルケア株式会社

アンカーファスト

アンカーファストはハイドロコロイド剤で固定するので**皮膚に優しく**，長期間の挿管が必要な場合には，こちらに付け替えます. また，チューブをカチカチと左右に動かせるので，**オーラルケアも行いやすい**という利点があります（図5）.

バイトブロック

アンカーファストを使用する際には，バイトブロックにも配慮が必要です. 通常の

青いバイトブロックは，皮膚や口腔内に当たってしまい潰瘍を作りやすいので，こういうときは「B-BOC®（ビーボックと呼びます）」というバイトブロックを使用します（図6）.

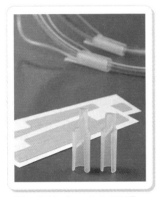

▲図6 バイトブロック B-BOC®
画像提供：ニプロ株式会社

B-BOC® には，ピンクと水色の2種類があります.
ピンク：気管チューブ7.0 mm以下に対応，
　　　　カフ上吸引ライン付きには非対応
水　色：気管チューブ8.5 mm以下に対応，
　　　　カフ上吸引ライン付きに対応
最近ICUで採用されているチューブは，ほとんどカフ上吸引ライン付きのため，
使用するのは「水色」の方でよいです.

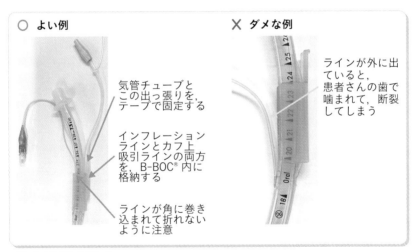

○ よい例

気管チューブと
この出っ張りを，
テープで固定する

インフレーション
ラインとカフ上
吸引ラインの両方
を，B-BOC®内に
格納する

ラインが角に巻き
込まれて折れない
ように注意

✕ ダメな例

ラインが外に出
ていると，
患者さんの歯で
噛まれて，断裂
してしまう

▲図7 B-BOC® の使い方

　B-BOC® は写真のようにチューブに挟み込んで，歯で気管チューブを噛まないように，チューブを保護します（図7）.挟み込む位置は歯のあるところでいいのですが，その際に気管チューブのヒゲである**インフレーションライン（カフの空気を入れ**

るライン）に注意してください．これが保護されていないと，患者さんにこのライン
を噛まれてしまったり，B-BOC® に挟まれるとちぎれたりしてしまいます．また最
近はこのインフレーションライン以外にも，カフ上吸引ラインという2つ目のヒゲが
ついている気管チューブが採用されていることが多いと思います．この場合は，
B-BOC® の大きいLサイズ（水色）を使用し，両ライン（ヒゲ）をB-BOC® のなか
に入れて，上から出すようにしてください．こうすると患者さんの歯から，チューブ
だけでなく，この2つのラインも保護されます．

　ちなみにB-BOC® は，上の突起部分をテープでチューブに固定します．

大切なポイント

- 鎮静が安定しない挿管直後などは，テープでしっかりと固定．切り込みテープ2本による固定がよい
- その後は鎮静度にあわせて固定方法を変更する．長期の場合は，アンカーファスト固定もおすすめ

　気管チューブの固定方法については，先輩ナースから後輩へ，脈々と受け継がれてきた方法があるわね．私はICUで，その光景をずっとみてきたわ．
　固定の方法が変わっても，大事なポイントはおろそかにしてはいけないわよ．
・48時間以上の長時間固定をする場合は，固定方法を軽めに変更する
・皮膚にシワを作らないで貼る
・切れ込みテープの切れ込みは口角にあわせる
・チューブの固定には，一巻き目がとっても肝心
などがアドバイスね．最初は難しいけど，実践あるのみよ．
　あとは，基本的に上顎は動かないけど，下顎は口を開けると結構動いてしまうのよ．だからチューブを下顎にがっちりとテープで固定してしまうと，口を開いたときにチューブが引っ張られてしまうから注意が必要ね．上と下の両方でみっちりと固定しないで，下顎はあくまでもサポート程度に留めておくのがいいと思うわ．

　計画外抜管はゼロにはなりません．どうしても一定の割合で起きてしまいます．でも諦めずに計画外抜管を少なくする努力は必要に思います．その鍵は，鎮静管理とチューブの固定をはじめとして，日々の看護ケアにおける細かい工夫にあります．本項では皆さんがよく悩んでいるチューブ固定に重点を置きましたが，他にもいろいろな方法があると思います．ぜひ皆さんの施設でもいろいろな工夫をしてみて，もしいい方法があれば私にもこっそり教えてください．

文献

1) Li P, et al：Unplanned extubation among critically ill adults：A systematic review and meta-analysis. Intensive Crit Care Nurs, 70：103219, 2022（PMID：35248441）
2) da Silva PS & Fonseca MC：Unplanned endotracheal extubations in the intensive care unit：systematic review, critical appraisal, and evidence-based recommendations. Anesth Analg, 114：1003-1014, 2012（PMID：22366845）

3 気道吸引だけじゃない！VAP予防のあれこれ

▶ 人工呼吸器関連肺炎（VAP）の原因と対策をおさえよう
▶ 適切な気管チューブのカフ圧と，胃薬の使い方とは？
▶ VAPの診断基準のマスターより，予防対策を考えてみよう

Story 1 ▶ VAPの合併で滞在期間が長～くなる

藍Ns：チューブの位置異常についてはわかりましたが，もう1つ大きな合併症である人工呼吸器関連肺炎（Ventilater associated pneumonia：VAP）についてもケアしていかないといけないですね．

志宇Ns：肺炎ですか？

早川Dr：そう．肺炎は肺炎だけど，気管挿管と人工呼吸管理に伴う肺炎．ほら，チューブって人工物だから当然ちょっとずつ汚れていくし，それが邪魔になって口腔ケアが十分に行えなかったり，唾液や痰が肺に垂れ込んでしまったり，そういうのが原因となって肺炎を起こしちゃうんだよね．

志宇Ns：でも，それって気管挿管とか人工呼吸管理とかをするうえで，そもそも起きる問題なので，防ぎようがないんじゃないですか？

早川Dr：うん．その通りで，**気管挿管や人工呼吸管理を続けている以上はいつか必ず起きてしまう問題**だね．だから気管挿管の期間はできるだけ短い方がいいんだけど，でもそもそも人工呼吸管理は生命維持に必要だから行っているわけで．

藍Ns：必ずしも全員が短時間ですむ，ということはないですね．

早川Dr：だからVAPに関しても完全になくすというのは難しいけど，減らすための予防はした方がいいよね．ICUでVAPを合併してしまうと，ICU滞在期間が長くなったり，患者さんの生命予後が悪化してしまうこともあるから．

▶ VAPの原因には何がある？

菌の垂れ込み

　VAPは基本的に口腔内や咽頭に定着している菌が，チューブの脇を乗り越えて降りてきたものを誤嚥することによって起こるとされています．口腔や咽頭の菌が肺に落ち込んでしまうのだから，**口腔ケア**はとても大事です．あとは同じ流れで考えますと，気管チューブの**カフ圧を適切に保って，菌がチューブの外から気管に垂れ込まないようにするのも大事です**．だいたいカフ圧はカフ圧計を使って，20〜30 cmH₂Oに保ちます．圧がそれ以下だと緩くて痰が落ち込んでしまいますし，それ以上だと気管の壁に強く当たりすぎて，気管壁に潰瘍ができてしまったりします．だから適切なカフ圧に保つのは大事です（図1）．「**自動カフ圧調整**」を用いるのもとっても便利です．

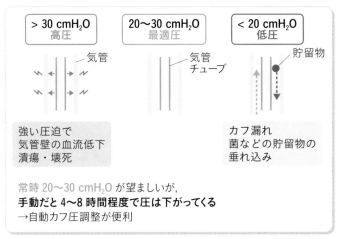

▲ 図1 カフ圧管理

胃薬のルーチン投与

　他にもICUで使われる胃薬には注意しましょう．ICUではストレス潰瘍予防にプロトンポンプ阻害薬（PPI）がよく使われています．特に重症な患者さんでは，ルーチンのように投与されていますね．胃酸はいろいろ溶かしちゃう塩酸（HCl）で，消化にも使われていますが，もう1つの大事な役割は菌をやっつけて食べものを消毒する

みたいな働きもあります．胃薬のPPIはこの胃酸の分泌を抑えるので，胃内が酸性から中性に傾いて菌が繁殖しやすい環境になってしまいます．その繁殖した菌を誤嚥してしまって，VAPになってしまうってことです．

したがって，**PPIのルーチンでの投与はVAPを増加させる**という報告があります．もちろんストレス潰瘍予防は必要ですが，全員にルーチンで投与するのはよくないってことですね．

図2はメタ解析という手法で，自動カフ圧調整（CCPC）vs 従来の手動調整（ICPC）を複数の研究を合わせて検討を行ったものです．複数の研究をトータルで計算すると，グラフの左側CCPCを使用した方がVAPの発生が有意に減らせたという結果でした．

人工呼吸器に最初からついている機種もあれば，図3のように後から自動カフ圧調整器のみを追加することもできます．

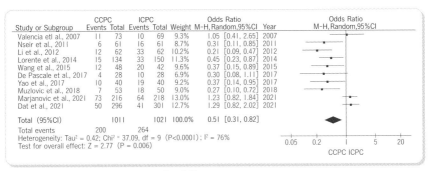

Study or Subgroup	CCPC Events	Total	ICPC Events	Total	Weight	Odds Ratio M-H,Random,95%CI	Year
Valencia etl al., 2007	11	73	10	69	9.3%	1.05 [0.41, 2.65]	2007
Nseir et al., 2011	6	61	16	61	8.7%	0.31 [0.11, 0.85]	2011
Li et al., 2012	12	62	33	62	10.2%	0.21 [0.09, 0.47]	2012
Lorente et al., 2014	15	134	33	150	11.3%	0.45 [0.23, 0.87]	2014
Wang et al., 2015	12	48	20	42	9.6%	0.37 [0.15, 0.89]	2015
De Pascale et al., 2017	4	28	10	28	6.9%	0.30 [0.08, 1.11]	2017
Yao et al., 2017	10	40	19	40	9.2%	0.37 [0.14, 0.95]	2017
Muzlovic et al., 2018	7	53	18	50	9.0%	0.27 [0.10, 0.72]	2018
Marjanovic et al., 2021	73	216	64	218	13.0%	1.23 [0.82, 1.84]	2021
Dat et al., 2021	50	296	41	301	12.7%	1.29 [0.82, 2.02]	2021
Total (95%CI)		1011		1021	100.0%	0.51 [0.31, 0.82]	
Total events	200		264				

Heterogeneity: Tau² = 0.42; Chi² = 37.09, df = 9 (P<0.0001); I² = 76%
Test for overall effect: Z = 2.77 (P = 0.006)

▲ 図2 CCPCとICPCにおけるVAP発生の比較
文献1より引用

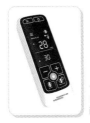

◀ 図3 IntelliCuff（インテリカフ）
自動でカフ圧をモニタリング・調整する．
画像提供：日本光電工業株式会社

- VAP予防には適切なカフ圧（常時20〜30 cmH$_2$O）を維持することが重要で、自動カフ圧計を用いることが望ましい
- 胃薬（PPI）のルーチン投与は行わない

チューブの定期交換はVAPを防ぐ？

天使のコラム

　気管チューブが汚れてくるなら、気管チューブを定期交換すればVAPの予防になるんじゃないかしらって、みんな思いつくわよね。でも、チューブを定期交換してもVAPの予防にはなりませんでした、残念。結局、単純にチューブが汚れるからという理由だけでなく、他にもいろいろな要因でVAPは起こるのね。

　でも基本として、**気管チューブの限界は3週間程度**と考えた方がいいわ。そのぐらい使用していると、チューブの内腔が痰とかで詰まって、閉塞のリスクがあるからね。それ以上の期間、人工呼吸管理が必要と思われるなら、気管切開を行うのがスタンダードよ（ちなみに挿管10日以内の早期気管切開と、2〜3週以内の通常気管切開では予後は変わらないので、後者でよいと基本は考えられているわ）。

気道吸引だけじゃない，VAP の予防

志宇Ns：他にも気管チューブのケアで，VAP予防のために大事なことってあります
か？

天　使：気管挿管患者ケアの4本柱は**気道吸引，カフ圧管理，気管チューブ固定，
口腔ケア**といわれているわよ．

早川Dr：なんか，VAP予防っていうと「気道吸引が大事」って思われがちなんだけど，
いろいろなケアが必要なんだよね．

藍 N s：それじゃあ，みんなでどんなケアができるのか考えてみましょうよ．

① V A P の 予 防 [2)]

　下記にVAP予防に関して，皆さんでも日頃からできることを箇条書きにしました．
有効性に関するエビデンスレベルというと，まだまだ不明な点も多いですが，せん妄
予防と同じようにできることから一歩ずつという姿勢が大事だと思います．ぜひ皆さ
んの施設でもできていること，できていないことなどを考え，話し合って明日から実
践してみてください．

● リクライニングベッドによる頭位挙上
　基本的にケアを行うなどの必要時以外は**ベッドは頭位挙上30°以上**にしておき，仰
　臥位は避ける．

● 自動化された気管チューブカフ圧のモニタリングと調整
　最近は自動的にカフ圧をモニタリングし，指定された圧に調整してくれる装置もあ
　る（前述の自動カフ圧調整）．基本的にカフ圧は25 cmH_2O に保つ．4 〜 8時間程
　度で自然と低下するため，自動カフ圧計がない場合は，各勤務帯でチェックする．

● 口腔ケア
　現時点では有効性が証明されている口腔ケア剤はない．施設の手順に従って行う．

● カフ上吸引チューブの使用
　近年の多くの気管チューブ，気切チューブにはカフ上吸引がついているものが多
　い．カフの上に溜まった痰を取り除くことができる．

- PPIの使用を避ける

  重症ショックや消化管出血，頭蓋内疾患などストレス性潰瘍が起きやすい場合はPPIを投与するが，すべての患者さんへのルーチン投与は控える．
- 適切な手指衛生

  手洗いとアルコール消毒．新型コロナウイルス感染症の感染予防で適切な手指衛生は強くいわれているが，VAPの予防に対しても有効．すべての感染対策における基本中の基本．
- 人工呼吸器回路を清潔に

  臨床工学技士に任せっぱなしにしないで，回路内や加湿チャンバー，さらには閉鎖式吸引回路などよく観察して不潔になっている部分がないかチェック．気づいたら加湿チャンバー内が汚染水になっていたなんてないように．
- **適切な鎮静，人工呼吸器からの離脱**

  もちろん，人工呼吸器から早く離脱してしまえばVAPは起こらない．深すぎる鎮静は気道の防御を低下させるし，人工呼吸期間を長くする．適切に浅い鎮静になっているか，人工呼吸器から離脱できないかをきちんとアセスメントする．
- VAP予防バンドルや勉強会の開催

  ICUでVAPを起こさないように看護手順を標準化したり，それらについて勉強会を行うことで予防につなげる．

②VAPの診断基準

　ICUにおいて「肺炎」は入室の原因として多い疾患であり，またICUでは非常に多くの患者さんに抗菌薬が使用されています．しかし肺炎を契機にICUに入室した患者さん以外でも，人工呼吸器を使用中の患者さんは，それだけで関連した肺炎を新たに起こすことがあります．

　人工呼吸を開始してから48時間以降に発症した肺炎を，人工呼吸器関連肺炎（VAP）といいます．ただしこの肺炎の定義は難しく，複数の階層からなるVAPの診断基準があります（図4，5：もともとあった肺炎なのか，それとも人工呼吸器装着後に起こった肺炎なのか，何をもって肺炎とするかは難しい）．一般的には酸素化が悪くなるか，また培養から菌が検出されるかなどで診断されます．詳細な定義はCDCのガイドラインを参照してください．現状で院内の感染対策チームなどで感染

サーベイランスを行うのでなければ，診断基準の細かいところまでを覚えておく必要はありません．大事なのはこの人工呼吸器に関連した合併症である肺炎を，みんなの力でいかに予防していくかという点だと考えます．

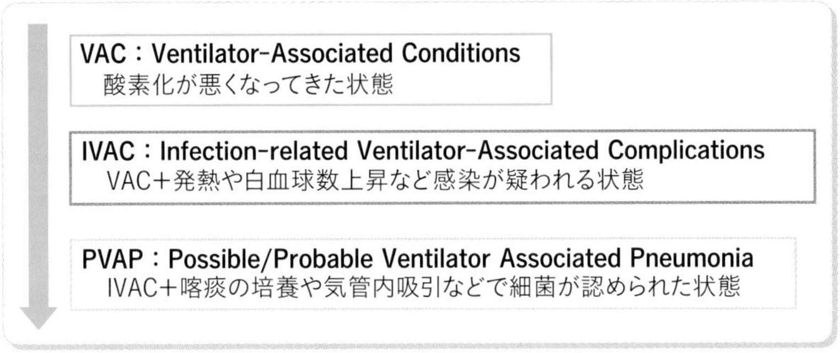

VAC：Ventilator-Associated Conditions
酸素化が悪くなってきた状態
IVAC：Infection-related Ventilator-Associated Complications
VAC＋発熱や白血球数上昇など感染が疑われる状態
PVAP：Possible/Probable Ventilator Associated Pneumonia
IVAC＋喀痰の培養や気管内吸引などで細菌が認められた状態

▲ **図4**
これらをまとめてVAE（Ventilator Associated Events）ともいう．
文献3を参考に作成

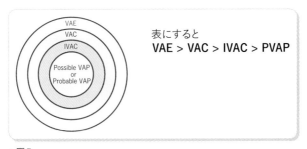

VAE
VAC
IVAC
Possible VAP or Probable VAP
表にすると
VAE > VAC > IVAC > PVAP

▲ **図5**
文献3より引用

大切なポイント

- まずはVAP予防について，何ができるかを話し合ってみることが大事．次の勉強会のテーマにしてみて，みんなでディスカッションしてみる
- VAEサーベイランスを行っている場合は，その結果をよく確認する．発生率が多い場合は，その原因も合わせて考える

　気管挿管管理の最大の合併症の1つであるVAPについて．こちらも対策は容易ではありませんが，ICUの総合力が試されるところです．みんなで話し合って，できることから実践していってください．筆者の個人的な考えとしては，多少お金をかければナースの負担が減らせて，かつVAP予防に有効性もあると考えられている「自動カフ圧調整器」なんかはおすすめです．

文献

1）Maertens B, et al：Effectiveness of continuous cuff pressure control in preventing ventilator-associated pneumonia: A systematic review and meta-analysis of randomized controlled trials. Crit Care Med, 50：1430-1439, 2022（PMID：35880890）

2）Papazian L, et al：Ventilator-associated pneumonia in adults：a narrative review. Intensive Care Med, 46：888-906, 2020（PMID：32157357）

3）Spalding MC, et al：Ventilator-associated pneumonia: New definitions. Crit Care Clin, 33：277-292, 2017（PMID：28284295）

まとめ ○✕クイズ

○か×で答えてください. ×の場合は何が間違っているのかも考えてみましょう.

1 気管チューブが汚れてきてVAPが発生するため, チューブの定期交換はVAP予防に有効である.

2 気管チューブのカフ圧は, 常時25 cmH2Oに維持することが適切である.

3 ストレス潰瘍予防のPPI（プロトンポンプ阻害薬）は, VAPを増加させることがある.

4 カフ上吸引付きチューブの使用は, VAPの予防に有効である.

5 VAEの診断で, FiO2とPEEPが2日以上安定している状態をベースライン期間とし, そこからFiO2が0.2以上またはPEEPが3 cmH2O以上増加した状態が2日間続くことを「VAC」と判定する.

---

1. × VAPの発生は気管チューブそのものより, チューブ脇から唾液などを誤嚥することの方が大きくかかわっています. チューブの定期交換を行っても, VAPの予防にはなりません.
2. ○ カフの適正圧は20〜30 cmH2Oとされています. 手動だと4〜8時間程度でカフ圧が下がってくるので注意しましょう.
3. ○ 胃酸が抑えられて, 菌が繁殖しやすくなるというデメリットがあります. ルーチンでの投与はやめましょう.
4. ○ 最近はカフ上吸引の付いているチューブも増えてきています.
5. ○ 記述は正しいです. ここからさらに体温または白血球数の異常が生じ, 新たな抗菌薬が開始されて4日以上使われたら「IVAC」と判定します.

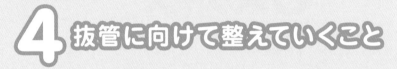

4 抜管に向けて整えていくこと

おさえておこう！

▸ 抜管できる条件は，0.4-5-5だけではありません
▸ SATとSBTの流れをみていこう
▸ リークテストの方法いろいろと，抜管前ステロイドの実際は？

Story 1 ▸ 1日でも早く抜管を

藍Ns 気管挿管はもちろん必要だから行っているけど，VAPなどの合併症は挿管されている期間が長くなればなるほど起きてしまう，ということですね．それなら抜管できれば，1日でも早く抜管したほうがいいですね．

志宇Ns 毎日，受けもちの患者さんが不要な気管挿管が行われていないかってチェックする必要があるんですね．

早川Dr うん，とっても大事な視点だね．抜管できるタイミングは同じ病態であっても，何日って決まっているわけではないし，患者さんごとに違うからね．

藍Ns：でもチェックするにあたって，どういう条件が整っていたら抜管できるのかを知らないといけないですね．

Lecture 1 ▸ 抜管できる条件はABCD？

　抜管できる条件は，当たり前かもしれませんが，最初に学んだ気管挿管の適応の逆になります．**気管挿管の適応になる問題が解決されたら，抜管ができる条件が整った**ともいうことができます．

　それでは気管挿管の適応には何があったでしょうか？ ABCDのそれぞれの問題がありましたね（Part2_1 Lecture2参照）．例えばAの気道の問題に関しては，上気道の浮腫がないこと，喀痰が少なくてまた自分でちゃんと喀出できること．客観的な指

標があるわけではありませんが，**30分に一度は吸引しないとSpO₂が下がってしまうなんていう状況は，とても抜管できるとは思えません**．ほかにもBの呼吸の問題は，高度な人工呼吸管理が不要，すなわち人工呼吸の設定が最低限で，自分の力でも呼吸ができるということになります．一般的には**自発呼吸モードで，FiO₂ 0.4，PEEP 5，PS 5などの設定**で問題がなければOKとします（この0.4－5－5という数字は覚えておいてください）．他にも輸液や昇圧薬が必要なショックから離脱しているとか，意識レベルがクリアとかも抜管のための条件です（表1）．

　理想的にはそうですが，脳神経外科の患者さんはもともとの疾患から必ずしもレベルクリアにはならないこともあります．**痰が多くなく，舌根沈下しないで気道が保たれていれば，多少はDの意識障害に異常があっても抜管することはあります**．ちゃんとAが保てるかは，実際に抜管にチャレンジしてみないとわからないという面もあります．

▼表1 抜管できる条件

> **挿管した理由が解決されたか？→気管挿管の適応と逆**
>
> Aの問題が解決：喀痰が少ない（頻回な吸引が不要である），気道の浮腫がない
>
> Bの問題が解決：自発呼吸で，人工呼吸器の設定もweaningできている
> 　　　　　　　　（FiO₂ 0.4以下，PEEP 5，PS 5など）
>
> C：ショックではない，循環動態が安定している
> 　（カテコラミンや輸液負荷がいらない，尿が出ている）
>
> D：意識障害がない，挿管帰室の場合は麻酔からしっかりと覚めている
> 　（脳外科などでは，総合的な判断で多少の意識障害があっても抜管することはあります）

Story 2 ▶ 自発テスト, A と B ?

藍 N s : 最近ICUで, 人工呼吸管理中の患者さんで, 抜管前に「SAT」や「SBT」というのをよくやっていますよね. これってどういうものですか?

早川Dr : なんの略語だか知っている?

志宇Ns : う～ん, 確かに聞いたことはあるんですけど, なんの略かまでは…

早川Dr : Sはspontaneous（自発）でTはtrial. すなわち自発テストってこと.

藍 N s : 間に挟まれているAやBはなんですか?

早川Dr : うん, Aはawakening（覚醒）, Bはbreathing（呼吸）. **SATとSBTは自発覚醒テスト, 自発呼吸テスト**のことです.

Lecture 2 ▶ SATとSBTについて

2015年に「**人工呼吸器離脱に関する3学会合同プロトコロル**」というものが作成されました. ここでは人工呼吸器離脱に向けて3つのステップを提唱しています. それが**①自発覚醒トライアル（spontaneous awakening trial：SAT）→②自発呼吸トライアル（spontaneous breathing trial：SBT）→③抜管の検討**というものです. 普段の言葉でいうと, 「鎮静薬オフにして覚まして→呼吸器weaningして→抜管しよう！」っていう3ステップです. 今までなんとなく曖昧に行っていたこれらのステップを正式にプロトコル化することによって, 正確に安全に抜管までもって行こうという取り組みになります. それぞれのステップは厳密にプロトコル化されていて, チェックリストに基づいて行います. ある意味, 誰がやっても同じくちゃんとした流れで抜管を行うことができるというわけです.

このプロトコルをICU内で採用するかしないかは別としても, 正確に安全に抜管のステップを学べると考えれば, SATとSBTについてはよく覚えておいた方がよさそうですね.

ちなみにこの①SATと②SBTですが, それぞれ中身が3つに分かれています. 開始安全基準, 実施, 成功基準の3つです. したがって, 厳密にみると抜管の検討までには合計で6つのステップが含まれています（図1）.

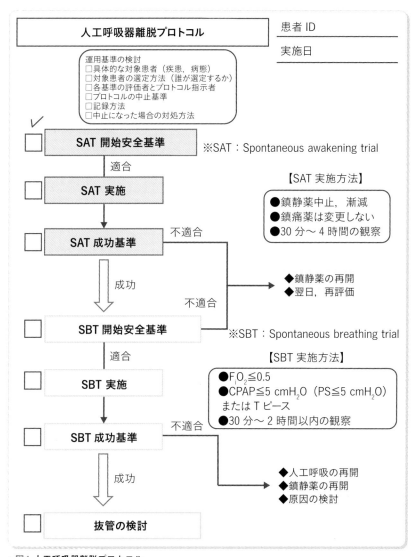

人工呼吸器離脱プロトコル

患者 ID _____

実施日 _____

運用基準の検討
□具体的な対象患者（疾患，病態）
□対象患者の選定方法（誰が選定するか）
□各基準の評価者とプロトコル指示者
□プロトコルの中止基準
□記録方法
□中止になった場合の対処方法

✓

☐ **SAT 開始安全基準**　　※SAT：Spontaneous awakening trial

│適合

☐ **SAT 実施**

【SAT 実施方法】

☐ **SAT 成功基準**　不適合

●鎮静薬中止，漸減
●鎮痛薬は変更しない
●30 分〜 4 時間の観察

│成功

不適合 →　◆鎮静薬の再開
　　　　　◆翌日，再評価

☐ **SBT 開始安全基準**　　※SBT：Spontaneous breathing trial

│適合

☐ **SBT 実施**

【SBT 実施方法】

●$F_IO_2 \leqq 0.5$
●CPAP $\leqq 5$ cmH$_2$O（PS$\leqq 5$ cmH$_2$O）
または T ピース
●30 分〜 2 時間以内の観察

☐ **SBT 成功基準**　不適合

│成功

→　◆人工呼吸の再開
　　◆鎮静薬の再開
　　◆原因の検討

☐ **抜管の検討**

▲ 図1 人工呼吸器離脱プロトコル
文献Ⅰより転載

人工呼吸器離脱に向けた3つのステップ

①自発覚醒トライアル（SAT）

②自発呼吸トライアル（SBT）

③抜管の検討

Story 3 ▶ SATからみてみよう!

志宇Ns：最初に鎮静薬を減量したり，オフにしたりして意識をみるんですね.

藍 N s：よくカンファレンスが終わるのが午前10時だから，その30分前にオフにしておいてくださいなんていう指示がありますよね.

早川Dr：でも，その指示は要注意だよ. このぐらいの時間ってナースも申し送りや清拭や処置などで忙しい時間帯でしょ.

藍 N s：はい，確かにそうです.

早川Dr：鎮静薬をオフにした状態で，みんなの目が離れてしまうのは危ないよね.

天 使：急に患者さんの目が覚めて暴れてしまったり，計画外抜管の危険も高まってしまうわ.

志宇Ns：鎮静薬を切った後は，患者さんから目を離せないってことですね.

Lecture 3 ▶ SATの実施

　鎮静薬を減量したり，中止にして目が覚めるかを確認するのをSATといいます. 鎮静薬のなかでも，ミダゾラムまたはプロポフォールはオフにします. でも何でもかんでも全部オフにすると計画外抜管などの危険が高まるので，**鎮静薬の中でもデクスメデトミジンや，また鎮痛薬のフェンタニルは適量〜少量は残しておいた方がよいと**考えます.

　SATの実施はみんなが忙しい時間帯を避けて，ちゃんと準備をしてから行いましょう．他にも患者さんが興奮していない，筋弛緩薬を使用していない，24時間以内の新たな不整脈や心筋虚血の徴候がない，痙攣・アルコール離脱症状のため鎮静薬を持続投与中でない，頭蓋内圧の上昇がない，などを「SAT開始安全基準」といいます[2]．

　安全にSATが行えると判断したら，SATを実施していきます．従命が入り，RASS 0などで興奮していない，頻呼吸にならないなどの「SAT成功基準（表2）」を満たせば，SAT成功です．SAT開始安全基準→SAT実施中の観察→SAT成功基準と順番にやっていってください．

▼ 表2 SAT成功基準[3]

①②ともにクリアできた場合を「成功」，できない場合は「不適合」として翌日再評価とする．
①RASS：－1〜0
　　口頭指示で開眼や動作が容易に可能である．
②鎮静薬を中止して30分以上過ぎても，以下の状態とならない
　　□興奮状態
　　□持続的な不安状態
　　□鎮痛薬を投与しても痛みをコントロールできない
　　□頻呼吸（呼吸数≧35回／分5分間以上）
　　□SpO_2＜90％が持続し対応が必要
　　□新たな不整脈

文献2より転載

Story 4

▶ SATクリアの次はどうする？

天　使：順調にSATがクリアできたら，次は何をするんでしたっけ？

志宇Ns：次はSBTですね．Aの次はBだから覚えやすいです．

藍 N s：SBTって自発呼吸テストですよね．呼吸器のモードを自発呼吸モード（spont）にすればいいんですか？

早川Dr：まあ，もちろんそれもあるけど，それだけではないよね．

天　使：もちろんここでも，実際にSBTをやる前に，安全にSBTができるか？すなわち，「SBT開始安全基準」からチェックしていくことが大事よ．

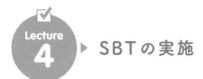

SBTの実施

　まずは，酸素化が十分か，循環動態が安定しているか，十分な吸気努力があるか，異常呼吸パターンを認めないか，全身状態が安定しているか，といった「SBT開始安全基準」からチェックしていきます[2]．

　そしてサポートがなくても，自分で呼吸ができるかを確認していくのがSBTです．一般的にSBTでは，**人工呼吸器のモードを自発呼吸のCPAP＋PSにします．設定はFiO$_2$ 0.4以下，PEEP 5，PS 5を目指します（ここでのPSは気管チューブの抵抗を相殺するぐらいの低い圧サポートです）**．正式なプロトコルではFiO$_2$は通常より若干高く，「0.5以下」となっています．酸素は抜管しても他の方法で投与することが可能だから，まあ大丈夫だろうという理由によるものと思われます（でも実際のほとんどのケースで，FiO$_2$は0.4以下にされます）．この設定は，人工呼吸器としてはほぼ最低限のサポートといえるでしょう．

　SBTとして昔はTピースを用いた「吹き流し」なども行いましたが，これで呼吸が疲れてしまうこともありますので最近はあまり推奨されていません．**抜管前に患者さんをあえて疲労させる必要はありません**ね．

　この最低限のサポートで，問題なく過ごせたらSBT成功と考えます．同じようにSBT開始基準→SBT実施中の観察→SBT成功基準（表3）の3つのステップがあります．

▼表3 SBT成功基準

□呼吸数＜30回/分

□開始前と比べて明らかな低下がない（たとえばSpO$_2$≧94％，PaO$_2$≧70 mmHg）

□心拍数＜140 bpm，新たな不整脈や心筋虚血の徴候を認めない

□過度の血圧上昇を認めない

□以下の呼吸促迫の徴候を認めない（SBT前の状態と比較する）

  1. 呼吸補助筋の過剰な使用がない

  2. シーソー呼吸（奇異性呼吸）

  3. 冷汗

  4. 重度の呼吸困難感，不安感，不穏状態

文献2より転載

Story 5 ▶ **①SATとSBTのくり返し評価**

早川Dr：ということで，抜管ってその日の朝とかに突然決めるのではなくて，本来は入念な準備が必要ということなんだ．術後で挿管帰室となって，しっかり麻酔も覚めているよっていうのであれば，その場で抜管するっていうのはありだけど，抜管に関してはしっかりと時間をかけて評価するという習慣を身につけていった方がいいよね．

天　使：SATが開始できるか考えて，実施して，その後評価．問題がなければ次にはSBTを行うか考えて，実施して，評価．それでも問題がなければ，実際に抜管できるかを検討して，抜管して，問題がないかを評価．

志宇Ns：くり返しですね．

早川Dr：うん，くり返しの丁寧な評価が大事．

Story 5 ▶ ②抜管前のリークテストって絶対なの?

藍 N s :抜管前に「リークテスト」って必ずやった方がいいんですか?気道狭窄が あるかをチェックする方法のことです.

志宇Ns :抜管直後に呼吸音がヒューヒューいって,すぐに再挿管になった患者さん をみたことがあります.上気道の浮腫が原因だっていわれて.

早川Dr :確かに挿管期間が長い患者さんは,チューブが刺激となって上気道が浮腫 んじゃってることがあるんだ.リークテストは,それを予見できないか確 認するためのテストだね.

天　使 :昔はチューブのカフを抜いてみて,頸部を聴診して,stridor(ヒューヒュ ー)が聞こえないかをチェックする方法をやっていたわね.

早川Dr :今は,人工呼吸器に表示されるリーク量をチェックするよ.まず気管・口 腔内をしっかり吸引して,呼吸器のモードをアシストコントロール(A/C) にして,カフを抜いてみるんだ.正常なら,というか浮腫とかがなければ 気管チューブの脇に十分なスペースがあるから,そこからエアが漏れるよ ね?でも,このときに全然エアが漏れなかったら?

藍 N s :リークがない→漏れる脇のスペースがない→上気道が浮腫んじゃっている かもってことですね.

早川Dr :そういうこと.客観的にはリークが**110 mL以下ならばリークなしと判断 されて,上気道が浮腫んでいる可能性**を考えるよ.

Lecture 5 ▶ How toカフリークテスト

　おおまかな流れは,抜管前にカフを抜いてリークなし→上気道浮腫んでいるかも→ 抜管は見送り[4, 5, 6]とします.

　カフリークテストの方法はいくつかあるので,簡単に紹介します.**テストの前に は,しっかりと口腔内,カフ上を吸引しておきましょう.**

①一番シンプルな聴診法

　カフを抜いて,頸部を聴診し空気の通りやstridorの有無を聞きつつも,口から出

る呼気を感じます（聞いて，感じて）.

②リークの量をチェックする

　呼吸器のモードはアシストコントロール（A/C）とします.

　カフを抜く前後の人工呼吸器に表示される吸気と呼気の一回換気量（吸気TVi・呼気TVe）をチェックします. 吸気はinspiratory，呼気はexpiratoryでしたね.

　リークは，カフありTViとカフ抜きTVeの差です. 数回分の平均値をリーク量とします. このリークが少ない（例えば110 mL未満）と，上気道狭窄の危険性が高いです.

　（カフありTVi）―（カフ抜きTVe）< 110 mLのときは，リークなし・上気道狭窄疑いと判断します.

③リーク率を計算してチェックする方法

　カフリーク％ =（カフありTVi―カフ抜きTVe）／カフありTVi

　カフリーク％ <10％だと，上気道狭窄の危険性が高いです.

　ただし予測能は100％でないため，どの試験でクリアしても抜管後に上気道狭窄が起こることがあります.

まとめ

　行き当たりばったりの抜管ではなく，SATやSBTはちゃんとみんなで考えて，チームで安全に抜管しましょうっていうコンセプトです. 誰がやっても標準的な方法で行えるのが一番よいですよね. 前述の例はあくまでも一例に過ぎないので，ぜひ皆さんの施設でも抜管までのプロトコルを勉強会したり，独自に考えたりしてみてください.

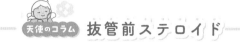

天使のコラム 抜管前ステロイド

　今回は真面目なコラムよ．抜管前にカフリークテストをして，あまりリークしなかった患者さんにステロイドを投与したら，浮腫が改善するかもという研究から考案されたプロトコルのお話しね[7]．

　抜管後の浮腫の予防にステロイドが効くかは不明だけど，ICUではよくみかけるわね．ルーチンでやるのはやめておいて，リスクが高い患者さんだけにしておくべきよ．

Francois[7] のプロトコル

- **メチルプレドニゾロン（ソル・メドロール®）20 mg ＋ 生理食塩水50 mLを30分で点滴静注**
- **抜管の12時間前より4時間おきに計4回，合計80 mgのステロイドを投与する**

　例えば午前0時，4時，8時，12時に投与すると，昼には抜管できるわね．
　無理なら早めに再挿管に踏み切りましょう．ステロイドに期待して，再挿管のタイミングを逃してはいけないわよ．

文献

1）日本集中治療医学会, 他：人工呼吸器離脱プロトコル（フローチャート・簡易チェックリスト）, 2015
https://www.jsicm.org/pdf/kokyuki_ridatsu1503a.pdf

2）日本集中治療医学会, 他：人工呼吸器離脱に関する3学会合同プロトコル, 2015
https://www.jsicm.org/pdf/kokyuki_ridatsu1503b.pdf

3）Girard TD, et al：Efficacy and safety of a paired sedation and ventilator weaning protocol for mechanically ventilated patients in intensive care（Awakening and Breathing Controlled trial）：a randomised controlled trial. Lancet, 371：126-134, 2008（PMID：18191684）

4）Miller RL & Cole RP：Association between reduced cuff leak volume and postextubation stridor. Chest, 110：1035-1040, 1996（PMID：8874265）

5）Ochoa ME, et al：Cuff-leak test for the diagnosis of upper airway obstruction in adults：a systematic review and meta-analysis. Intensive Care Med, 35：1171-1179, 2009（PMID：19399474）

6）Sandhu RS, et al：Measurement of endotracheal tube cuff leak to predict postextubation stridor and need for reintubation. J Am Coll Surg, 190：682-687, 2000（PMID：10873003）

7）François B, et al：12-h pretreatment with methylprednisolone versus placebo for prevention of postextubation laryngeal oedema：a randomised double-blind trial. Lancet, 369：1083-1089, 2007（PMID：17398307）

まとめ ○✕クイズ

○か✕で答えてください．✕の場合は何が間違っているのかも考えてみましょう．

1 SATはawakeningで自発覚醒テスト，SBTはbreathingで自発呼吸テストのことであり，いずれも抜管が安全に行えるかを確認するテストである． ☐

2 SAT中は鎮痛薬のフェンタニルや，鎮静薬のデクスメデトミジンは完全にオフにする． ☐

3 FiO_2が0.4，PEEP 8 cmH$_2$OでSpO$_2$ 93％であったため，SBT実施可能と判断した． ☐

4 心拍数は90であったが，0.05γと少量のノルアドレナリンを使用していたため，SBTは実施不可と判断した． ☐

5 SBT開始安全基準を満たしていたため，人工呼吸器のモードをCPAPに変更した．その30分後に呼吸数は22回/minと変わらず，酸素化の低下や循環動態の変化も認めず，SBT成功と判断した． ☐

1. ○ 自発覚醒トライアル（SAT：spontaneous awakening trial）→自発呼吸トライアル（SBT：spontaneous breathing trial）→抜管の検討という流れになります．
2. ✕ デクスメデトミジンやフェンタニルは少量残しておいても大丈夫です．
3. ○ $FiO_2 \leqq 0.5$かつ$PEEP \leqq 8$ cmH$_2$Oで，SpO$_2 > 90$％がSBT開始安全基準の1つです[2]．SBT開始安全基準は，下記URL（文献2）の4頁でみられます．
https://www.jsicm.org/pdf/kokyuki_ridatsu1503b.pdf
4. ✕ 少量の昇圧薬の使用に関しては許容します．ノルアドレナリンで0.05γ以下など．
5. ○ SBT成功基準（表3）を満たしています．次は抜管ですね．

5 さあ，実際に抜管してみよう

▶ 知っておけば怖くない！抜管後に気をつけたい合併症3つ
▶ 抜管後にこんな呼吸は嫌だ！再挿管になる呼吸状態3つ
▶ 再挿管の準備はもっと念入りに．1回目より再挿管の方が難しい

Story 1 ▶ 物品準備より，トラブルへの備えが大切！

さあ，人工呼吸器のweaningもすんで，SATもSBTも上手くいきました．いよいよ抜管だね．

実際に抜管を行うことをイメージしながら，準備を考えてみましょうね．

え～っと，抜管に必要な物品の準備をしないといけないですね．

吸引チューブと，酸素マスクと，救急カートと…

早川Dr：ちょっと待って．物品の準備も大事だけど，本当に必要なのは「物」ではなくて，**抜管後に起こり得るトラブルに対して，想定をしておくこと**だよ．

天　使：そうそう，物品を用意するだけではなくて，それらが何で必要になるかを考えてみてちょうだい．

Lecture 1 ▶ 抜管後に起こり得る合併症

　例えば，吸引の準備は何で必要なんでしょうか？当たり前に思えるかもしれませんが，まずは考えてみることが大事です．**抜管直後は，咳の力が弱かったり，喉に痰が溜まっていて，誤嚥や無気肺に注意です**．そのため吸引が必要になるのですが，他に

も枕やベッドの位置を調整して，患者さんが咳や痰を出しやすくなるように配慮しましょう．ベッドがフラットで，頸部が伸展しているような体位では咳も出せません．また誤嚥や無気肺のチェックのためには，SpO2や呼吸の視診・聴診も大事です．そうすると吸引だけでなく，枕，モニター，聴診器なども必要になりますね．

　ということで，物品の準備をするためには抜管直後に注意すべきことを知っておかなければなりません．抜管後に注意すべき事項は，大きく分けると3つあります．①**誤嚥・無気肺，②上気道閉塞，③低酸素と高二酸化炭素（努力様呼吸）**，の3つの合併症です．

① 誤嚥・無気肺

　抜管直後は咽頭反射や咳反射が弱っている可能性があります．抜管前に咽頭にある唾液やチューブ内の喀痰をよく吸引しておきます．また**体位は座位に近い方が咳はしやすい**ので，整えておきましょう（**ベッドがフラットでは咳もしにくい**ですよね，ただし意識が悪い患者さんの場合は，ヘッドアップすると誤嚥してしまうこともあります）．また気管チューブの刺激で声門の動きも弱っていて，直後は嗄声を生じますが，通常は1〜2日以内に改善してくることがほとんどです．改善しない場合は反回神経障害による声門麻痺という合併症があるので，耳鼻科にコンサルトになります（下記の上気道閉塞になります）．

② 上気道閉塞

　抜管直後は，気管チューブの刺激で声門の周囲が浮腫んで，上気道狭窄・閉塞となっていることがあります．特に**挿管期間が長い患者さんの方がリスクが高い**とされています．抜管前のリークテスト（Part2_4 Story5②参照）を行うことで多少の予測はできますが，**リークテストで正常だからといって，抜管後に上気道閉塞を起こさないとは限りません**．抜管後は，**上気道閉塞音であるstridor（post extubation stridor : PESといいます，吸気時にヒューヒュー）がないかに注意**しましょう．陥没呼吸も上気道閉塞を疑うサインになります．

③ 低酸素と高二酸化炭素（努力様呼吸）

　SBTを行っているので本来は起きないはずなのですが，抜管してみると意外と酸素化などが悪化してしまうこともあります．直後というよりも，30分や1時間など時間が経過してから悪化してくることがあるので，継続的な観察を行いましょう．後述しますが，SpO2や血液ガスのデータだけではなく，患者さんの呼吸様式が重要です．**呼吸不全は，頻呼吸や肩を使った呼吸など努力様呼吸としてあらわれてきます．**

　抜管に際しての準備物品の例も提示しておきます（表1）．

▼ 表1 **抜管に必要な物品**

☐ 救急カート
☐ 気管チューブ（もともとのサイズより一回り小さいサイズ）
☐ 喉頭鏡
☐ バッグバルブマスク or ジャクソンリース
☐ 酸素マスク（意外と酸素配管から酸素チューブが短いときがあるから注意）
☐ 吸引チューブ
☐ カフを抜くシリンジ
☐ ゴミ袋
☐ リムーバー（テープを剥がす）
☐ 聴診器

大切なポイント

抜管後に起こり得る合併症3つに備えよう！

①誤嚥, 無気肺

②上気道閉塞(PES)

③低酸素と高二酸化炭素（努力様呼吸）

Story 2 ▶ 抜管後の血液ガスは必須？

藍 N s ：動脈血液ガスは抜管後30分でいいですか？

早川Dr：う〜ん．確かに抜管後は血液ガス分析を行うことが多いよね．でも僕はこの抜管30分後の血液ガスって昔からの習慣みたいなもので，ルーチンにはいらないんじゃないかって思っているよ．というのも，この抜管30分後の血液ガスで何がみたいのかな？

藍 N s ：酸素と二酸化炭素ですね．PaO_2 と $PaCO_2$ が悪くなっていないかをみるんだと思います．

早川Dr：でも酸素化は血液ガスをみなくても，酸素投与量が順調に下げられているかとか，SpO_2 が悪化してきていないかでもわかるよね？それに $PaCO_2$ すな

わち換気に関しては，呼吸様式に問題がないか？意識が正常か？というところを観察して早く発見すべきで，**血液ガスでPaCO₂の貯留をみてから再挿管を決定しているようでは遅い**と思うんだよね．

Lecture 2 ▶ 再挿管の判断はどうする？

再挿管を決定するのは「**血液ガスの悪化**」ではなくて，「**患者さんの呼吸状態**」**によって判断する**のが大事だと思います．抜管30分後の血液ガスではなく，SpO₂や患者さんの呼吸様式をよく観察して，早く異常の把握に努めたいですね．

再挿管が必要な呼吸状態

再挿管を要する呼吸状態には，以下の3つがあります（抜管後の3つの合併症と，それぞれ対応しています．図1）．

① 唾液や喀痰が自力で出せない，明らかに誤嚥している
② 上気道閉塞の所見（頸部からヒューヒュー聞こえる，陥没呼吸）
③ 頻呼吸や肩を使った呼吸など，呼吸努力が強いとき

抜管後に患者さん自身の力で痰や唾液を出せていないときは，再挿管が必要です．いずれ窒息や誤嚥を起こしてしまいます．特に**ICUではナースが常にそばにいて痰を吸引することができますが，ICUから退出後の一般病棟ではそんなに頻回に吸引もできません．**

上気道閉塞の所見があれば，再挿管が必要になります．上気道閉塞があるときは，頸部から**ヒューヒュー**という音が聞こえたり，または「**陥没呼吸**」の所見が得られることがあります．他にも，頻呼吸や肩を使った呼吸努力が強い所見があれば再挿管です．

呼吸努力が強ければ呼吸筋疲労を起こし，長持ちせずに呼吸不全に陥ってしまいます．ただしこの場合，早い段階で発見できれば，NPPVなどで呼吸仕事量を補助し，再挿管を回避できる可能性があります．

いずれにしても，PaO₂やPaCO₂がいくつになったら再挿管であるなどと数値を提示することはしません．データも大事ですが，それ以上に患者さんの状態をよくみるようにしましょう．

抜管後，これがあったら再挿管

①明らかな誤嚥・無気肺

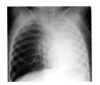

②上気道閉塞

頸部からヒューヒュー
（ストライダー）

ヒュー
ヒュー

陥没呼吸

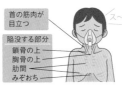

ス〜

首の筋肉が
目立つ

陥没する部分
鎖骨の上
胸骨の上
肋間
みぞおち

③強い呼吸努力

頻呼吸（RR＞30）

ハッ
ハッ

肩を使った呼吸

ハァ　ハァ

▲ 図1 再挿管になる呼吸状態

上気道閉塞や呼吸努力の強い呼吸様式は厳密に区別されるものでもないが，とりあえず鑑別するというより，再挿管が必要な呼吸なんだなという認識ができるようになろう．

陥没呼吸は，鎖骨上窩や肋間が吸気に陥没するのよね．
あなたも思いっきり息を吸って，やってみたらわかるわ．

大切なポイント

このような所見があれば，再挿管を考慮する

① 唾液や喀痰が自力で出せない，明らかに誤嚥している

② 上気道閉塞の所見（頸部からヒューヒュー聞こえる，陥没呼吸）

③ 頻呼吸や肩を使った呼吸など，呼吸努力が強いとき

Story 3 ▶ 再挿管の準備はより入念に

早川Dr：SATやSBTが上手くいって，X線も血液ガスも大丈夫だろうと思っていて
　　　　も，実際に抜管してみたら，呼吸状態が悪いなんていうことはどうしても
　　　　あるよね．

藍 N s：もちろんゼロにはならないですね．

志宇Ns：じゃあ，そんなときのためには「**再挿管の準備**」をしておかないといけな
　　　　いですね．

天　使：でも注意が必要よ．**再挿管の場合は，最初の挿管時よりも難しいってこと
　　　　がたびたびあるわ**．だからこそ，再挿管の場合は準備をより念入りに．

志宇Ns：再挿管って怖いですね．

天　使：備えあれば憂いなしよ．

Lecture 3 ▶ 再挿管ではココに注意

　再挿管の手順は基本的に同じです．しかし，**再挿管の場合は1回目の挿管のときよ
りも難しいことが多い**です．酸素化がより悪かったり，痰が多かったりするからで
す．他にも上気道が狭窄している場合は，**1回目に入れた同じ太さの気管チューブが
入らないことがあります**．そのため8.0 mmの気管チューブが入っていた患者さんの
再挿管では，ひと回り小さい7.5 mmや7.0 mmもすぐに使えるように必ず準備をし

ておきましょう．また手技も一人ではやらずにできる限り多くの人，挿管の上手な人
（集中治療医，麻酔科医など）を集めましょう（「猫の手も借りたい」という諺があり
ますが，本当にその通り）．

　猫の手は再挿管には使えませんが，どのような器具が挿管時に使えるでしょうか？
挿管困難で使用されるエラスティックブジー（図2），ラリンジアルマスク（声門上
器具i-gel®，図3など），緊急用輪状甲状膜穿刺キット，気管支鏡（ディスポーザル
の気管支鏡はコンパクトで非常に便利）など，すぐに使えるように可能なものは近く
に備えておきましょう（何を準備しておくかは，ドクターや病院にもよりますが，一
般的に使える武器となる数は多い方が間違いないでしょう）．当院ではICU緊急気道
バッグを用意して，これらの物品を1つのバッグにまとめて置いてあります（図4，5，
表2）．

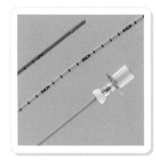

◀**図2 ガムエラスティックブジー（チューブエクスチェンジャー，
気管挿管用イントロデューサー）**
目的によって太さ，長さ，硬さが違うが（色で区別されている），基本
的に長めのものを用意しておく．先端は柔らかく，盲目的に気管内にこ
のブジーを挿入してガイドにしたり，チューブを交換するときにこれを
あらかじめ入れておく．
画像提供：クックメディカルジャパン合同会社

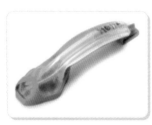

◀**図3 i-gel® 4（声門上器具）**
従来使われていたラリンジアルマスクに近いものである．カフを膨らま
せる必要がなく，声門上に挿入して換気を行う．緊急時にも用いること
ができる．
画像提供：Intersurgical Ltd.

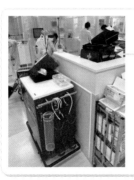

ここにあります
緊急気道バッグ

▲ 図4 救急カート近くにある緊急気道バッグ

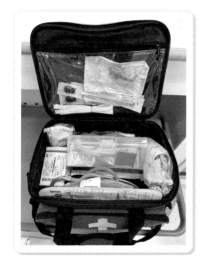

▲ 図5 緊急気道バッグの中身
各サイズの気管チューブも揃え，輪状甲状靭帯
切開もできる〔内径（ID）6.0 mmの気管切開チ
ューブとかすぐに準備できないこともあるので，
備えあれば憂いなし〕．i-gel®（声門上器具）や
長〜いブジーもちゃんと入っている．

　当院のICUでは気道緊急に対応で
きるように，緊急気道バッグをICU
内に常備しています．計画外抜管や
気道緊急が起こったときに，救急カ
ートと一緒にこのバッグも利用しま
す．またRRSやコードブルーなどの
院内急変でも携帯できるように工夫
しています．
　ドクターによって気道緊急時に使
う物品は異なりますが，いちいち物
品庫まで取りに走らなくても，この
バッグの中にオールインワ
ンになっています．

▼ 表2 **緊急気道バッグの物品リスト**

物品	定数	在庫数
<気道確保>		
マクグラス喉頭鏡	1	
マクグラスブレード（サイズ3, 4）	各1	
CO_2検知器	1	
聴診器	1	
ディスポスタイレット	1	
気管チューブ（ID 6.5/7.0/7.5/8.0 mm）	各1	
<輪状甲状靱帯切開セット>		
ポビドンヨード液, 綿棒	2	
ディスポメス（尖刃）	1	
曲がりペアン	1	
気管切開チューブ（ID 6.0 mm）	1	
緊急用輪状甲状膜穿刺キット（クイックトラック）	1	
<その他>		
気管挿管ブジー	1	
i-gel®（サイズ3）	1	
バイトブロック	1	
チューブ固定用テープ	1	
人工鼻	1	
ディスポジャクソンリース	1	

天使のコラム ポータブルエコー

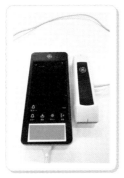

　ポケットに入るサイズのポータブルエコーは，院内迅速対応システム（rapid response system：RRS）やコードブルーの緊急時，救急病院前診療の強い味方ね（**図6**）．迅速な心エコーや胸水，肝臓や胆嚢，腹水の評価などが行えるから，病棟の緊急コールの際にも，ポータブルエコーを緊急バッグと一緒に持参すると便利よ．

　最近はICUでもナースがエコーで評価を行う際や，ICU以外に訪問看護などでも使われているわね．

▲**図6 ポータブルエコー**
Vscan Extend R2

◖ まとめ ◗

　抜管後30分の血液ガスってよくとられますが，それをみて再挿管を決定しているようでは遅いと個人的には思います．抜管は実際に行ってみないと再挿管になるかわからないですが，再挿管を決定するのは血液ガスの結果ではなくて，患者さんの所見や呼吸様式です．どのような所見があったら，再挿管しなければならいのかをしっかり学んでおきましょう．

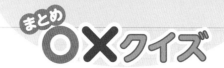

○か×で答えてください．×の場合は何が間違っているのかも考えてみましょう．

1 抜管後に注意するべき事は，誤嚥・無気肺，下気道閉塞，低酸素と高二酸化炭素血症である．

2 リークテストが正常であれば，抜管後に上気道閉塞を起こすことはない．

3 上気道閉塞がある場合は，聴診で呼気終末時にヒューという音がする．

4 抜管後に陥没呼吸が認められた場合は，再挿管を考慮する．

5 再挿管では気管チューブが声門を通らないことがあるため，一回り細めの気管チューブも用意しておく．

1. × 抜管「直後」に起こりやすいのは，声門の浮腫などによる上気道閉塞です．

2. × リークテストが陽性の場合は，上気道の閉塞を起こしていると判断します．一方リークテストが陰性でも，抜管後に上気道閉塞を絶対に起こさないというわけではありません．

3. × 上気道閉塞がある場合は，吸気にヒューヒューという音がします．呼気終末に音がするのは喘鳴（wheeze）で，喘息などの下気道閉塞を示唆します．

4. ○ ほかにも頻呼吸や努力呼吸，上気道閉塞のサインは再挿管を考慮します．

5. ○ 声門や声門下の浮腫により，もともと入っていたサイズの気管チューブが入らないことがあるため，細めのチューブも用意しておきましょう（もともとID 8.0 mmならば，7.5 mmや7.0 mmなど）．

6 苦手意識は不要です！気管切開について

おさえておこう！

▶ 気管切開のメリットと，切開のタイミングを知ろう
▶ 気管切開チューブが誤って抜けてしまった場合の対応を知っておこう
▶ 気管切開チューブのカフ漏れは，位置調整で対応しよう

Story 1 ▶ 抜管できない場合は？

 今まで挿管と抜管について学んできましたけど，人工呼吸器から離脱できなかったり，抜管ができない患者さんの場合は「気管切開」が必要になりますね．

 そうだね．気管切開が必要となる理由はさまざまだけど．

 脳出血とかで緊急手術をされた脳外科の患者さんに多い印象があります．意識が戻らなくて，痰が自分で出せなかったりすると，頻回の吸引が必要になっちゃうんですよね．

早川Dr：気管切開をすると患者さんにはどんなメリットがあるのでしょうか？

Lecture 1 ▶ 気管切開のメリット

気管切開とは

　気管切開は口から挿入していた気管チューブを抜去し，頸部の前面から気管に直接チューブを挿入します．役割は気道の確保であり，その点は気管チューブと同じです．**気管切開の最大の利点は，口や咽頭，声門をチューブが通らず，そこがフリーになること**です．咽頭や声門をチューブが通過していると，そこの反射がとっても強いので，鎮痛・鎮静薬が必要となりますが，気管切開の場合はそれが不要になります．

ですので多くの場合は気管切開をしてあげると，その翌日ぐらいからは，フェンタニルやプロポフォールの持続投与はオフにしてあげることができます．

メリットは多い

口のなかにチューブがないので，口腔内の衛生を保ちやすく（口腔ケアがしやすい），痰の吸引も気管に直接入っているので効率的に行えます．また，チューブが汚れてきたら交換も容易です．そのため人工呼吸器関連肺炎（VAP）の予防にもなります．

看護の視点からだと，気管チューブを固定するテープなども不要ですので，顔面の皮膚潰瘍も防げますね．頸部にメスを入れるので侵襲がありますが，けっこう気管切開のメリットっていっぱいありますね．

大切なポイント

気管切開のメリット

- 苦痛が軽減される（経口摂取が可能，特殊なチューブでは会話も可能）
- 人工呼吸器関連肺炎（VAP）の予防になる，口腔内の衛生を保ちやすい
- 分泌物のドレナージが容易かつ効率的
- 呼吸仕事量が小さい，気道抵抗が少ない，死腔が少ない
- 口腔・喉頭損傷が少ない
- 気管チューブを固定するテープによる皮膚潰瘍を防げる
- チューブの交換が容易

Story 2 ▶ 気管切開は挿管何日後がベスト？

藍 Ns ：気管切開ってこんなにメリットがいっぱいあるんですね．それなら，早めに気管切開を行ってあげた方がいいんじゃないですか？

志宇Ns：気管チューブって人工物だからすぐに汚れてくるし…

天　使：まあまあ，そうはいっても気管切開は頸部にメスを入れるんだから慎重にね．

早川Dr：確かにみんながいう通り，以前は早期の気管切開が有効かもしれないって

考えられていたんだ.「早期」って気管挿管してから7〜10日以内ぐらい
で気管切開を行う方針ね. 結構早めでしょ？

藍Ns：実際は，どれぐらいのタイミングで気管切開を行うのがいいんですか？

気管切開のベストなタイミング

早期気管切開vs通常気管切開

　鎮痛・鎮静薬が不要になる点や，VAPの予防など気管切開のメリットを考えると，
すみやかに気管切開を行ってあげた方が患者さんのためになりそうです. そこで
2010年にJAMAという有名雑誌から，「ICUの人工呼吸患者さんに早期気管切開を行
うと，VAPの発生率が減らせるか」を研究した結果が発表されました. 結果として，
早期気管切開（気管挿管6〜8日後に気切）を行っても，後期（通常）気管切開（13
〜15日後）と比較してVAPは減少しませんでした[1]. 他にも，2015年には早期気
管切開（10日以内，または4日以内の超早期）と後期気管切開（11日以降）のシス
テマティックレビューの結果が報告されました. ここでは早期の気管切開が，人工呼
吸器からの離脱を早めたり，長期的な死亡率の減少に寄与するという結果でした[2].
しかし，おそらくですが，この早期気管切開群には本来気管切開が不要であった患者
さん（抜管できたはず）にも気管切開が行われてしまっている可能性も指摘されてい
ます. 結局，現段階ではどのタイミングで気管切開を行うべきなのか，結論は出てい
ません.

無理に急がない

　いずれにしてもこれらの調査から考えて，**無理に気管切開を急ぐ合理的な理由はあ
りません**. 通常は，気管挿管をしてから10日ぐらいしても抜管できない場合は，気
管切開の検討に入ります. 気管切開するぞ！って方針になっても，ICや手術準備と
かで実際はすぐにできないので，10日目に方針を決めて，14日目以降ぐらいで気管
切開を施行という時間的イメージが一般的かと思います（ただし，声帯麻痺や頸部膿
瘍，重症な脳卒中，脊髄損傷や神経筋疾患，重症熱傷などですぐに抜管ができないこ
とが予想される疾患の場合は，14日を待たずとも気管切開してしまうことはありま
す）.

- 気管切開は気管挿管後10〜14日目以降に行われるのが一般的
- 声帯麻痺, 頸部膿瘍, 重症脳卒中, 脊髄損傷, 神経筋疾患, 重症熱傷などでは早期気管切開(10日以内)を考慮する

　気管切開の方法は「外科的気管切開(surgical tracheostomy:ST)」が一般的でしたが, 今はガイドワイヤーやダイレータを用いて最小の切開で行う「経皮的気管切開(percutaneous dilatational tracheostomy:PDT)」もだいぶ普及してきました. 出血や感染の合併症はどちらも差がなく, 後者のほうが手技時間が短いし, 電気メスの準備などもいらないので楽ちんではあります(図1). 外科的気管切開を外科や耳鼻科に依頼して行う病院もありますが, 集中治療医がICUで行うことも可能です. 筆者は, 集中治療医は気管切開に関して, 外科的, 経皮的どちらの手技にも精通しておくことが大事と個人的に思っています. ICUナースの皆さんも気管切開チューブの管理のために, 頸部の解剖などを知っておいた方がよいです. 気管切開の処置が行われる際は, 積極的に参加して, 覚えていきましょう.

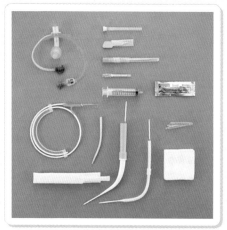

▲図1 経皮気管切開キット (Neo Perc™)
画像提供:コヴィディエンジャパン株式会社

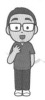

Story 3 ▶ チューブの初回交換っていつ？

藍 N s ：気管切開が無事に終わったら，次はチューブ管理についてですね．

早川Dr：気管切開チューブの管理でまず知っておいた方がいいのは，「チューブの交換」についてだよ．初回チューブ交換の日程とか．

志宇Ns：あれ？何日ぐらいでチューブって交換するんでしたっけ？

天　使：「カフ漏れしていて，カフ圧が入りません．カフが壊れていると思うのでチューブを交換してください」ってセリフをICUではよく聞くわね．本当に交換が必要なのかしら？

Lecture 3 ▶ 初回交換は気切後10～14日目で

初回交換のタイミング

　だいたいチューブの初回交換は，気切後10～14日目で行います．この期間には大事な意味があります．それは気切孔が**安定化するまでに10日以上あけたほうがいい**という点です．**気切孔が安定化する以前に気切チューブが抜けてしまう（抜いてしまう）と，気切孔がまだ安定化していないため，ぺしゃって潰れてしまい非常に危険です**．抜けたチューブが入らなくなってしまうのは恐怖で，**無理に入れようとしても皮下とかに迷入してしまって，患者さんは窒息してしまいます**（図2）．

チューブが抜けかけたら

　万が一，チューブが抜けかかっていたり，抜けていて気切孔がぺしゃってなっちゃっていたら，そのまま押し込んで戻そうとしたり，再度チューブを気切孔から無理に入れようとしないでください．まずは**airwayのトラブルは超超緊急事態なので，人をいっぱい集めましょう**．そして，カフを凹ませて，口から酸素投与．ドクターがいたら気切チューブはいったん抜去して，口から気管挿管，気道を確保するという手順になります．

　こうならないためにも，最初の交換までは気切チューブの固定はネックホルダーだけでなく，気切チューブ本体の羽（ウィング，フランジ）を皮膚に縫合しておくことをお勧めします．まとめますが，チューブの初回交換は気切後10～14日で行うと

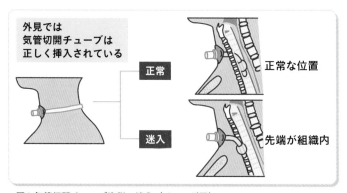

外見では
気管切開チューブは
正しく挿入されている

正常

迷入

正常な位置

先端が組織内

▲ 図2 気管切開チューブ逸脱・迷入（イメージ図）
文献3より引用
抜けかかっているチューブを押し込むと，組織内（皮下）にチューブが迷入して窒息してしまう．

いうのは，気切孔が安定化してからという意味があります．

大切なポイント

- 初回交換（10〜14日目）までの10日間は，チューブが抜けると気切孔が閉鎖してしまうこともある
- 気切チューブが抜けていたら
→カフを凹ます，口から100％酸素投与，人を集める

Story 4 ▶ カフ漏れの意外な原因

藍 N s：あと，気切チューブって人工呼吸器のエアが漏れちゃう，すなわちカフ漏れしちゃうことが多いですよね.

志宇Ns：確かに時々…という，かよくありますね. カフにエアを入れようとしても上手く入らなくて，カフ圧も上がらないってことも.

天　使：それなら患者さんの頭位の調整で，改善することもあるわよ.

志宇Ns：患者さんの頭が横になっているのを戻したり，枕を入れたりするんですね.

早川Dr：うん，カフ漏れというとカフに穴が開いたりしていることを最初に疑うナースが多いんだけど，頭位を変えることで改善する場合もあるんだ. カフ漏れって，確かに本当にカフが壊れちゃっていることもあるけど，実はそれはレアで，結局は「**気切チューブの位置異常**」によるものが多いよ.

Lecture 4 ▶ チューブ位置は体格にあわせる

　気管チューブはカフに空気を入れるライン（インフレーションライン）を患者さんが歯で噛んで損傷してしまうことがありますが，気切チューブは基本的に噛まれて損傷ということはありません. したがって，カフ漏れの原因はカフの損傷というより，チューブの位置異常，すなわちチューブが浅かったり，深かったりするってことです（図3）. 気管切開チューブの位置異常は，10%（40/403例）に報告されています[5].

　一般的な気切チューブは，チューブの湾曲の具合（反っている角度）が決まっています. そのため例えば太っていて皮下組織が分厚く，**気切孔が深い患者さんはカフの部分が気管まで十分に届かずにエア漏れしてしまうのです. 逆に痩せている患者さんは，深くまで入りすぎてしまうのでジャストフィットせず，これもエア漏れしてしまいます**（図4）. だから頭位を変えることでカフのエア漏れが改善することもあるんですね. これらの患者さんは，アジャストフィット®（図5）と呼ばれている深さが変えられる気切チューブを使用するのもおすすめです（図6, 7）. でも，気管切開後初回の10日以内のチューブ交換は，同じく原則禁忌ですからね.

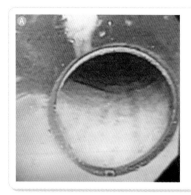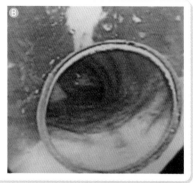

▲ 図3 気管切開チューブの位置異常
Ⓐ：チューブが浅すぎて気管の後壁に接してしまっている．Ⓑ：気管分岐部が見えており，位置としてはよさそう．
文献4より引用

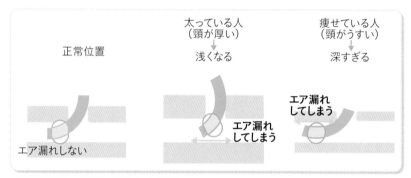

正常位置　　太っている人（頸が厚い）　浅くなる　　痩せている人（頸がうすい）　深すぎる

エア漏れしない　　エア漏れしてしまう　　エア漏れしてしまう

▲ 図4 体格によって起こりやすい位置異常

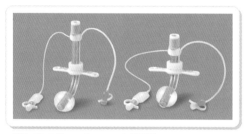

▲ 図5 GBアジャストフィット吸引型
チューブは柔軟性があり気切孔に合わせてよく曲がるため，潰れ予防のためにらせんが入っている．
画像提供：富士システムズ株式会社

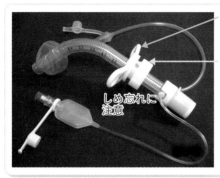

皮膚に固定用の羽
（フランジ，ウィング）

ここを回すとゆるむ
深さを調整可能

しめ忘れに
注意

▲ 図6 可動式気切チューブの例

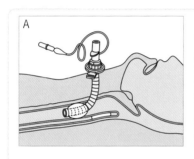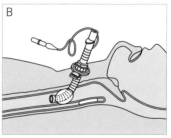

頚部が膨張している患者への装着例　　浅く挿入する場合

▲ 図7 アジャストフィットの使用例
文献6より転載

大切なポイント

- 気切チューブのカフ漏れの原因の多くは，チューブ先端の位置異常
- 頭位を変えてみたり，アジャストフィットを用いてみるのもよい

　気管切開のメリットはとても大きいので，必要な患者さんであれば，気管切開をためらう必要はありません．気管切開はその後の管理も大事です．特にチューブが誤って抜けてしまった場合はairwayの問題になるので，緊急事態です．落ち着いて対処できるように，普段からシミュレーションしておきましょう．

　また気切チューブは，頭位によってカフ漏れしてしまうことも少なくありません．タオルや枕などを利用して，その患者さんにベストなポジションをみつけてあげましょう．

文献

1) Terragni PP, et al：Early vs late tracheotomy for prevention of pneumonia in mechanically ventilated adult ICU patients：a randomized controlled trial. JAMA, 303：1483-1489, 2010（PMID：20407057）
2) Hosokawa K, et al：Timing of tracheotomy in ICU patients：a systematic review of randomized controlled trials. Crit Care, 19：424, 2015（PMID：26635016）
3) 一般社団法人　日本医療安全調査機構（医療事故調査・支援センター）：医療事故の再発防止に向けた提言 第4号　気管切開術後早期の気管切開チューブ逸脱・迷入に係る死亡事例の分析, 2018
https://www.medsafe.or.jp/uploads/uploads/files/teigen-04.pdf
4)「教えて！ICU　集中治療に強くなる」（早川桂，清水敬樹／著），p.8，羊土社, 2013
5) Schmidt U, et al：Tracheostomy tube malposition in patients admitted to a respiratory acute care unit following prolonged ventilation. Chest, 134：288-294, 2008（PMID：18403659）
6) コヴィディエンジャパン株式会社：気管切開チューブ　シリーズ
https://www.medtronic.com/content/dam/medtronic-wide/public/asia-pacific/japan/products/respiratory/tracheostomy-tube-series-brochure-ja.pdf#page=14

まとめ ○✕クイズ

○か✕で答えてください．✕の場合は何が間違っているのかも考えてみましょう．

1 気管切開を行うと，吸痰もしやすく，人工呼吸器関連肺炎（VAP）の予防になる．

2 気管切開はメリットが大きいので，早期（1週間程度）に行った方がよい．

3 経皮的気管切開は出血や感染が有意に少ないので，外科的に行う方法よりも推奨されている

4 気管切開チューブの初回交換は7日目に行う．

5 気管切開チューブで管理をされている患者さんにカフ漏れが認められた場合は，最初にカフの損傷を疑う．

---

1. ○ ほかにも気管切開は，確実な気道確保の継続や歯磨きなどの口腔内処置がしやすくなるなどメリットは大きいですね．

2. ✕ 早期気管切開（挿管10日以内）の有用性は不明で，気管挿管14日程度で気管切開を考慮するのでOKです．ただし声帯麻痺や重症熱傷などですぐに抜管ができる見込みがない場合は，早期に気管切開を行ってしまうこともあります．

3. ✕ 現状で外科的と経皮的のどちらが優れているということはありません．皆さんの施設で安全に行える方法で施行しましょう．

4. ✕ 気管切開孔が安定化するまでに10日程度かかるので，初回交換は14日目に行います．この日数は大事なのでぜひ覚えておいてください．

5. ✕ カフ漏れの原因はカフの損傷よりも，カフの位置異常であることが多いです．

7 気管切開チューブの謎に迫る！特徴と構造，使い分けの基本

おさえておこう！

▶患者さんの目標に応じて，気管切開チューブを使い分ける方法とは？
▶スピーチカニューレは，なぜ声が出る？
▶発声練習もできる，便利な二重管チューブの構造をおさえよう

本書で説明する気管切開（気切）チューブはすべて一例になります．例えば後半で紹介している「スピーチタイプの二重管気管カニューレ」の基本構造は，メーカーが違ってもどれも同じですが，吸引機能付きの有無や素材，内筒のロック機能など細部が異なっているので気をつけてください．自分の病院で採用されているものを必ずcheck it out！

▼表1 発声練習ができるカフ付き二重管気管カニューレの例

会社名	商品名
株式会社高研	コーケンネオブレス スピーチタイプ
泉工医科工業株式会社	メラ ソフィット（二重管）
コヴィディエンジャパン株式会社	Shiley™ 気管切開チューブ FENJ–S（窓付，低圧カフ付，サクションライン付）ワンウェイバルブではなくクローズプラグを使用

Story 1 いろんなチューブに戸惑います…

気管切開した直後には，**通常の気切チューブ**（例：アスパーエース™）が入っていますけど，スピーチカニューレとかいう別のチューブが入っている患者さんもいます．これって何が違うんですか？

早川Dr 通常の気切チューブっていうと，単管（管が1つ，外筒も内筒もない）で**カフが付いている**やつだよね．

 藍Ns 気切チューブにはいくつもの種類があって，患者さんの状態や目標に応じてチューブを使い分けるんですよね．でも私もチューブの構造まではちゃんと覚えてないから勉強しないと．

 天使 何か気切チューブのトラブルが起きてもすぐに対応できるように，チューブの構造を覚えておくのはとっても大事よ．

▶ 状態・目標に応じたチューブの選択

正しく気切チューブを使うためには，患者さんの状態や目標に応じて使い分けていくことが大切です．チューブ使い分けの流れを確認していきましょう．（図1，2）．

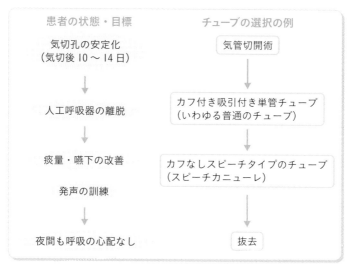

▲ 図1 状態の経過とチューブ使い分けの流れ

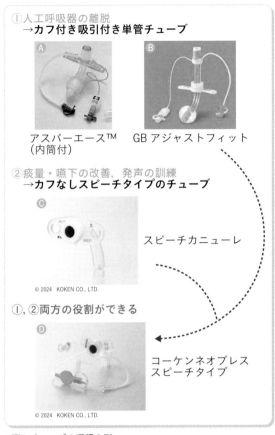

①人工呼吸器の離脱
→**カフ付き吸引付き単管チューブ**

アスパーエース™
(内筒付)　　GB アジャストフィット

②痰量・嚥下の改善，発声の訓練
→**カフなしスピーチタイプのチューブ**

スピーチカニューレ

© 2024　KOKEN CO., LTD.

①, ②**両方の役割ができる**

コーケンネオブレス
スピーチタイプ

© 2024　KOKEN CO., LTD.

▲**図2 チューブの選択の例**
画像提供：Ⓐコヴィディエンジャパン株式会社，
Ⓑ富士システムズ株式会社，
Ⓒ，Ⓓ株式会社高研

①人工呼吸器の離脱まで

　気管切開術を行ってから最初の2週間は，気切孔を安定化させることが第一目標です．この期間はチューブが抜けたりしないように気をつけます．そうしたら**次の目標は，人工呼吸器から離脱すること**になります．1日のなかで人工呼吸器をつけたり，吹き流しにしたりする時間を作りながら，ちょっとずつ離脱時間を長くしていきます．栄養やリハビリによる回復期間であり，嚥下機能もフォローします．そして一日中，人工呼吸器から離脱できて，吹き流しができるようになったら次のステップです．

痰を減らす

　次の目標は「**痰の量が少なくなって，吸引の回数が減らせること**」となります．気

切チューブの「カフ」の役割は，人工呼吸器で陽圧換気したときに空気が脇から漏れ
たりしないようにするためだけでなく，痰が肺に垂れ込むのを防止するものでもあり
ます．しかし，そんな重要なカフですが，**それが膨らんでいる（インフレート）と，
もし気切チューブの内腔が固い痰とかで詰まってしまったときに，窒息してしまいま
す**（図3）．

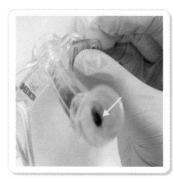

▲ 図3 気切チューブの内腔の詰まり

カフの扱い

　窒息を防ぐためにも，基本的に**人工呼吸器から離脱ができて陽圧管理が不要のとき
は，「カフを凹ませておく（デフレート）」ことが必要**です．カフさえ凹んでいれば，
チューブの内腔が詰まっても，緊急避難的にチューブ外（リーク部分）から口を経由
して呼吸することは可能です．

　したがって人工呼吸器から離脱ができたら，次は嚥下を改善させて，**痰の量を減ら
して，常時カフを凹ませられるようにするのが目標**となります．痰が多いのに発声練
習とかしていたら誤嚥してしまいます．この時期までは，カフ付き吸引付き単管チュ
ーブを使用します．

大切なポイント

　一番最初に使う気切チューブは，「カフ付き吸引付き単管チューブ」

- 人工呼吸器を装着して，陽圧管理を要する場合
- 分泌量が多く，吸引を頻回に要する患者さん
- **カフをデフレートできない場合は，これ以降のスピーチタイプを使うべきで
はない**

②痰量・嚥下の改善，発声の訓練

　ここまでクリアできたら，いよいよスピーチカニューレです．発声できるしくみは次に説明するとして，この**スピーチカニューレは「人工呼吸器（バッグバルブマスクなども）は接続できない」「カフがない」**という特徴があります．人工呼吸器が24時間不要で，痰の量も減らせていて，カフが24時間凹ませていられることが，スピーチカニューレに進むための条件ということになります．

▶ 単管チューブの次のステップは？

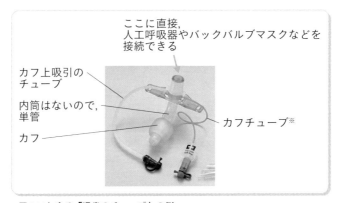

ここに直接，
人工呼吸器やバックバルブマスクなどを
接続できる

カフ上吸引の
チューブ

内筒はないので，
単管

カフ

カフチューブ※

▲ 図4 いわゆる「通常のチューブ」の例
アスパーエース™（単管カフ付きチューブ，カフ上吸引付き）
※カフに空気を入れるためのチューブ・ライン，インフレーションライン
画像提供：コヴィディエンジャパン株式会社

藍Ns：最初に入れる通常のチューブのことを「単管カフ付きチューブ」っていうんですね（図4）．

早川Dr：うん，最近はカフ上吸引も付いているタイプが多いよね．

志宇Ns：それで痰が減って，カフが凹ませられたら，次がスピーチカニューレになっていくという流れなんですね．

早川Dr：スピーチカニューレって，なんで患者さんが声を出せるのか知ってる？この声が出るしくみも知っておいた方がいいよ．

Lecture
2

スピーチカニューレの
構造と発声ができるしくみ

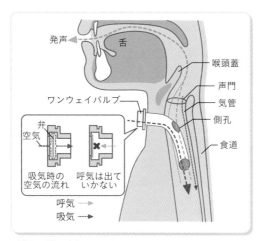

▲ 図5 スピーチカニューレ
単管，カフなし，スピーチタイプ．

　スピーチカニューレの構造は非常に重要なので，覚えておきましょう．基本的に呼気が声門を通ることで，われわれは発声しています．このカニューレを使用中は吸気（━▸）はカニューレの蓋にあたるワンウェイバルブを通じて肺に入ります．蓋といっても完全に閉じているわけではなく，ワンウェイバルブは吸気のみの一方通行になります．**逆に肺からの呼気（┄▸）はバルブから出ずに，カニューレの側孔を通って（カフはないので一部の呼気はカニューレの外を通って）声門を通り，口から出てきます．**これで発声ができるわけです（図5）．

　発声の際は，吸気はチューブから入って，呼気は声門を通って口から出ていきます．

気管切開術からチューブ抜去まで

例)カフ付き吸引付き単管チューブ(いわゆる普通のチューブ)で開始した場合

→気切孔の安定化(気切後10〜14日)

→人工呼吸器の離脱

→同じチューブでカフを凹ませたりする

→嚥下，痰を改善させ，吸引を不要(カフを常時凹ませる)にする

スピーチカニューレに交換

→発声練習，さらなるリハビリ

→夜間を通じて，呼吸や吸引の心配がない状態にする

→**チューブ抜去**

Story **3** ▶ # 発声練習ができて人工呼吸器もつけられる 二刀流のチューブ

早川Dr：ちなみに，最初のカフ付き単管チューブとスピーチカニューレの両方の機能をもったコーケンネオブレス スピーチタイプという二重管気切チューブもあるよ．

藍 N s：前に使ったことがあります．

早川Dr：これはカフを凹ませて，内筒なしでスピーチバルブ（ワンウェイバルブ）をつけると構造上スピーチカニューレと同じなんだけど，夜とかに呼吸が急に悪くなったりしたときはカフを膨らませて，内筒を入れると単管チューブと同じ構造になって，人工呼吸器を付けることができるんだ（**図6, 10**）．

天　使：基本的にスピーチカニューレにはできそうだけど，ちょっと万が一の不安がある患者さんでは，単管チューブにできて便利よね．

早川Dr：まあ，これって便利なんだけど，構造が難しいから気をつけてね．

藍 N s：これらのチューブを目標に合わせて交換していって，発声の訓練も進んだら最終目標は，気切チューブの抜去ですよね？

早川Dr：**昼間だけでなく，夜間を通じて痰の吸引がいらない，呼吸状態も安定とな
ったらチューブの抜去も考慮してOK**です．抜去した気切孔は縫合してもい
いけど，数日で自然に閉鎖して，発声もできるようになります（気切孔が
あいているうちは，患者さんが自分の指でおさえると発声できる）．

Lecture 3 ▶ 発声もできる二重管気切チューブの構造

コーケンネオブレス スピーチタイプの場合

　コーケンネオブレス スピーチタイプは，外筒と内筒から構成されます．人工呼吸
器やバッグバルブマスク（BVM）に接続して使用する場合は内筒を挿入し，カフを
膨らませます（**図6A**）．内筒を外してカフを凹ませ，ワンウェイバルブを装着するこ
とで，発声訓練が可能になります（**図6B**）．

　基本的にはスピーチカニューレとして使用しますが，万一のときに人工呼吸器を装
着することもできます．

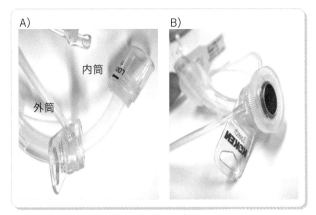

▲ **図6 コーケンネオブレス スピーチタイプ**
A）内筒あり，カフを膨らませた場合，人工呼吸器に接続できる．B）内筒なし，
カフを凹ませた場合，発声訓練ができる．

コーケンネオブレス スピーチタイプの，各パーツを装着した場合の吸気の流れ

①内筒を抜き，カフを収縮させてスピーチ（ワンウェイ）バルブを付けた場合（図7）

　　スピーチカニューレと同じ吸気（━▶）呼気（┄▶）の流れになります．

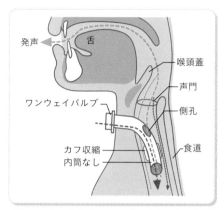

▲ 図7 コーケンネオブレス スピーチタイプ＿その①
内筒なし，カフ収縮の場合．

②内筒を入れて，カフを拡張させた場合（図8）

　　普通の単管チューブと同じ吸気・呼気の流れになります．この場合は呼気・吸気どちらも声門を通らず，チューブ内を通ります．

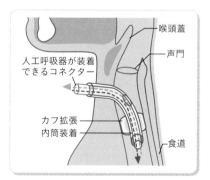

▲ 図8 コーケンネオブレス スピーチタイプ＿その②
内筒あり，カフ拡張の場合．

③内筒なし，カフありでバルブをつける場合（図9）

　カフを膨らませっぱなしでバルブをつけると吸気（━━▶）は普通に入りますが，チューブの側孔が小さいため，呼気（━━▶）が吐き出しづらくなり，肺にエアがトラップされて呼吸に余計な負荷がかかります．**ワンウェイバルブを付けたら，カフの空気は抜いておきましょう．**

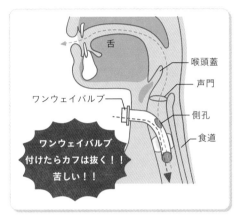

舌
喉頭蓋
声門
ワンウェイバルブ
側孔
食道

ワンウェイバルブ
付けたらカフは抜く！！
苦しい！！

▲ **図9 コーケンネオブレス スピーチタイプ＿その③**
内筒なし，カフありでバルブを装着する場合．

必ずチューブの構造を理解して！

　コーケンネオブレス スピーチタイプは2つの顔（単管チューブとスピーチカニューレ）をもつチューブね（図10）．ちなみに私は天使の顔しかもっていないわよ．

　いずれにしても気管切開チューブを扱う人は，必ずスピーチカニューレの構造も理解しておくようにね！**間違った理解で，間違った使い方をすると患者さんを窒息のリスクにさらしてしまう**わ．

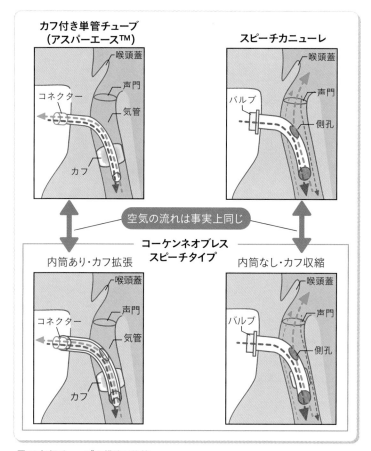

▲ 図10 気切チューブの構造の比較

・ま と め・

　通常のカフ付き単管チューブから，患者さんの状態・目標に応じてチューブの
タイプが変わっていくことはご理解いただけましたでしょうか？

　本章では，気道の管理について全般的に学んでみました．気管挿管のTipsか
ら，計画外抜管やVAPなどの合併症，抜管や気管切開とためになる知識がいっ
ぱいだったと思います．生命の維持に必要なABCDアプローチが何度も出てきま
したが，気道管理airwayはその一番最初に当たる最も重要な部分です．もちろ
んトラブルがあったときは，緊急度もmaxなので，後回しにせず対応すること
が肝心です．

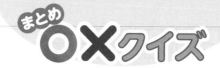

○か×で答えてください．×の場合は何が間違っているのかも考えてみましょう．

1 一般的なカフ付き単管チューブを使用している患者さんの二次的な目標は，痰の量を減らして，カフをデフレートしておける状態にすることである． ☐

2 スピーチカニューレには，誤嚥予防のためにカフが付いている． ☐

3 発声練習ができるカフ付き二重管気管カニューレでは，ワンウェイバルブをつけたら，カフは基本的に抜いておく． ☐

4 発声練習ができるカフ付き二重管気管カニューレの内筒はきわめて狭く，痰詰まりを起こしやすい． ☐

5 発声練習ができるカフ付き二重管気管カニューレは，複数の商品が販売されている． ☐

1. ○ 最初の目標は人工呼吸器の離脱，2番目の目標は嚥下や痰量を改善させることです．ちなみにカフを膨らませている状態をインフレート，凹ませて抜いている状態をデフレートといいます．

2. × スピーチカニューレにはカフは付いていません．従って，人工呼吸器を装着することはできませんし，そもそも誤嚥予防にカフが必要な場合は，スピーチカニューレに移行することはできません．

3. ○ カフを膨らませておくと，呼気が吐けずにエアがトラップされて苦しくなってしまうことがあります．基本的にはカフは抜いておきましょう（デフレートしておく）．

4. ○ このチューブの内筒はきわめて狭いため，日常的に用いるものではありません．

5. ○ 何より自院で採用され，使われているチューブの構造をしっかりと把握しておきましょう．

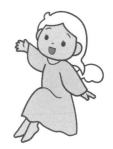

1 見逃し厳禁！血液ガス2パターン

　気道（airway）管理について一通り学んだ後は，いよいよ呼吸管理（breathing）についてです．ここでは血液ガスやSpO₂，人工呼吸器，さらには体外式膜型人工肺（extracorporeal membrane oxygenation：ECMO）の話が出てきます．ICUでどんなことについて学びたい？って質問をすると，真っ先に出てくるのが「血液ガス」や「人工呼吸管理」でしょう．確かに酸素や人工呼吸器は最も多くの患者さんを救ってきましたし，これらがないと手術もできません．しかし，この何やらすごそうにみえる人工呼吸器も，誤解を恐れずにいえば，単なる患者さんサポートツールの1つにすぎません．**大事なのは，ICUで治療を受けて，回復をしていく主役は患者さんである**ということです．これだけは忘れないでください．

Story 1 ▶ 血液ガスはややこしい…

　血液ガスってICUでは何回も検査をしますけど，結果の読み方とかがいまいちわかりません．アシドーシスとか．

　そうね．苦手意識を持っているナースも多いから，たくさん解説本や雑誌の特集が組まれていますよね．

　最初から教科書を通読するのも大変だよね．今日は効率的に勉強していくためにも，**「絶対見逃してはいけない血液ガス所見」**を教えるから，まずはこれをしっかり覚えよう．

藍Ns：こんな「血液ガスの結果をみたら，フラグを立てる」みたいな感じで，先生ぜひお願いします！

Lecture 1 ▶ ## 血液ガスは何の検査？

　そもそも「血液ガス検査」は何がわかる検査でしょうか？酸素や二酸化炭素, pH（ペーハー）などがわかりますね. つまり, 大きく分類すると, **①呼吸に関すること**, **②酸塩基平衡に関すること**, **③その他もろもろ（電解質, 血糖値, 乳酸値など）**の3つになります.

　血液ガスは, **酸素化だけでなく, いろいろな数値が1つの検査でわかる非常に便利なもの**です. 何も考えずにルーチンで検査をせずに, どの項目が知りたいのか, 目的を考えることが大事です. 例えば, 朝6時の血液ガスや, 抜管30分後の血液ガスってよく採血されますよね. これらは何がみたくて検査をしているのかを考えましょう.

　項目のうち呼吸にかかわるのは, PaO$_2$（動脈血酸素分圧, すなわち酸素化）やPaCO$_2$（動脈血二酸化炭素分圧, すなわち換気）であることはわかると思います. 重炭酸イオン濃度（HCO$_3^-$）はあまり見慣れないものですが, これは酸塩基平衡（pH）にかかわるものです. **動脈血のpHは正常値7.40ですが, これはHCO$_3^-$とPaCO$_2$によって絶妙にバランスをとっています**. そのため, PaCO$_2$は呼吸（換気）だけでなく, 酸塩基平衡にもかかわっています. それぞれがオーバーラップしているからわかりづらいですが, ちょっとずつ勉強していきましょう（図1）.

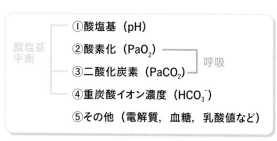

▲ **図1 血液ガス検査の項目**

Story 2 ▶ 血液ガスで一番最初にみるのは？

藍 Ns ：血液ガスの結果って，まずは何からみていけばいいんですか？いつもあれ
これ考えてしまって…

天　使：それはなんのために血液ガス検査をしたかによると思うんだけど，まあ大
雑把にいうと，酸塩基平衡と呼吸状態のどちらを知りたいのか？ってこと
よね？

早川Dr：呼吸状態ってSpO₂とか他の数値でも結構わかるから，やっぱり酸塩基平衡
からかな．だから**一番最初にみるのはズバリ，「pH」だね！**一番上に書い
てあるから，やっぱり一番大事なんだと思う．

藍 Ns ：確かに，一番上に書いてありますね．

志宇Ns：pH って酸性とかアルカリ性とかそういうものですよね．

早川Dr：うん，そうだよ．そのpH，正常値って覚えている？

志宇Ns：それは覚えています．**pHの正常値は7.40です．**

Lecture 2 ▶ 「pH」ってすごいんですよ

　人間の血液ってすごくて，そのpHは普段はず～っとほぼ7.40に維持されていま
す．コロナ禍で毎日体温を測定するようになりましたが，筆者は平熱が36.3℃ぐら
いなんです．でもその数値，ほぼ毎日同じ．変わってもせいぜい0.1℃とか0.2℃の
範囲内に収まっています．**気温が30℃を超える暑～い日でも，雪の降る寒～い日で
も，体温って0.1℃単位でほぼ毎日同じ値．すごい仕組みだと思いませんか？これは
いわゆる恒常性といいます．血液のpHも同じで，まわりの影響でいろいろ変化する
はずなのに，いつも7.40に維持されています．**これがずれちゃっていたら大変！な
ことです．

　皆さんは，体温がどれぐらいずれていると異常事態ととらえるでしょうか？発熱で
考えるとまあ，38℃を超えていたら何か起こってるかも？39℃を超えていたら結構
やばそうって思いますよね．**pHに関しては，低い方がやばくて（酸血症：アシデミ
ア），通常pHが7.35を下回ったら，何か異常があるかも？7.30を切ったら命にかか

わることもあるから赤信号と捉えた方がいいです.

大切なポイント

血液ガスの結果が出たら…

- **まずはpHをみる**
- アルカレミアよりアシデミアに注意
- pHが7.35以下は何かあるかも（黄色信号）? pH7.30以下は危険かも（赤信号）!

Story 3 ▶ pHが下がるアシデミア，pHが上がるアルカレミア

藍 Ns : pHは7.40が正常で，7.35を下回る場合はアシデミア（酸性），7.45を超える場合はアルカレミア（アルカリ性）ですよね. これなら私でも覚えていますよ.

天 使 : どちらも黄色信号ね.

早川Dr : でも，**アシデミアのほうが危険度が圧倒的に高いよ**. だから今日はアシデミアに集中して説明していくね.

藍 Ns : 確かに，血液ガスでpHが下がってきて7.15とかになっちゃっていたら，やばいっていうのはわかります. アシデミアって何が原因で起こるんですか?

早川Dr : その前に，このpHがどのように調整されているかを簡単に知っておこう.

Lecture 3 ▶ pHを調整する2つの臓器，腎臓と肺

　正常のpHは，7.40にいつもコントロールされています. こんなに微妙な数値に保たれているpHは，2つのバランスで調整されています. それは血液中の重炭酸イオン（HCO_3^-）と，血液中の二酸化炭素（$PaCO_2$）です.

pHのバランスは，**pH ＝ ［HCO₃⁻］/ ［PaCO₂］** という式で成り立っています．式が出てきても嫌がらないでください．今日は**pHが下がるアシデミアが危険だという話ですので，この式から考えると，HCO₃⁻が下がるか，PaCO₂が上がるかでアシデミアは起こります**．ここまではOKですね？（ちなみにHCO₃⁻は重炭酸イオン，バイカーボネートと読みます．）

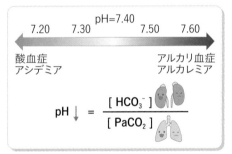

pHが下がるのは？ 分母が上がるか，分子が下がるかのどちらかよ（図2）．
［PaCO₂］が増加↑　呼吸性アシドーシス
［HCO₃⁻］が低下↓　代謝性アシドーシス

pH=7.40
7.20　　7.30　　　　　7.50　　7.60

酸血症
アシデミア

アルカリ血症
アルカレミア

$$pH \downarrow = \frac{[\ HCO_3^-\ ]}{[\ PaCO_2\ ]}$$

▲図2 アシデミアとアルカレミア

pH ＝ 7.40の恒常性は，HCO₃⁻と，CO₂によりいっつも保たれていますが，それぞれ担当臓器が異なります．前者の**HCO₃⁻は腎臓で調整されており，その調整は数日単位**で行われます．一方の**CO₂**はご存知の通り，肺で調整されており，その調整は**数時間単位**です（CO₂は呼吸の換気により調整されています）．**HCO₃⁻が下がってpHが下がっちゃうことを，「代謝性アシドーシス」といい，PaCO₂が上がって，pHが下がっちゃうことを「呼吸性アシドーシス」**と誰かが呼びはじめました（図2）．これは危険なパターンなので，見逃しは厳禁です．

　このLecture，とっても大事ですが，夜勤明けに読むのは辛いので，寝てから読んでくださいね．

　PaCO₂とかのPはpressure（圧）のことです．O₂やCO₂などの気体は，血液という液体に溶けますが，溶ける量は「分圧」という圧力に比例します．そこで，気体が液体にどれぐらい溶けているかは分圧（pressure）であらわすことになりました．

　したがってPaCO₂は，動脈血（artery）に溶けているCO₂の分圧（pressure）のことをいいます．動脈に溶けているCO₂の「量」と考えれば結構です．また，CO₂はとっても液体に溶けやすいので，肺胞（Alveolus，複数形はAlveoli）の分圧であるP_ACO₂とPaCO₂はほぼ同じになるそうです．

　私はシャンパーニュが大好きです．シャンパーニュに溶けている泡は二酸化炭素ですが，その数って3億ぐらいあるそうですよ．この泡をながめているだけでうっとりしてきますね．

Story 4 ▶ 血液ガスの危険なパターン

藍 N s：早川先生，最初に血液ガスで見逃してはいけないパターンに，PaCO₂とHCO₃⁻の変動があるっていいましたよね？**呼吸性アシドーシス**と**代謝性アシドーシス**について，もうちょっと詳しく教えてください．

早川Dr：では，さっそくみていこう．この2パターンは見逃してはいけないよ．

Lecture 4 ▶ 危険パターン① 呼吸性アシドーシス

　呼吸性アシドーシスは，例えば**窒息**とか，**呼吸が弱くなっている**など適切な換気が行われていない場合に，CO₂が溜まって（PaCO₂が上昇して）起こります．

検査項目	結果
pH	7.10 ↓
PaO₂	58 Torr[※]（FiO₂ 0.36）
PaCO₂	72 Torr[※] ↑
HCO₃⁻	26 mEg/L[※]
BE	1.2 mEg/L[※]

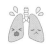

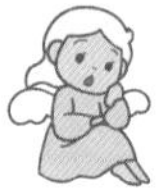

※以降，単位は省略

　例としてこのような血液ガスを提示します（表1）．**まずは何より最初に，pHをみ るんでしたね．正常の7.40より下がっているのでアシデミアということはわかりま す．** pHが下がるのはHCO₃⁻が下がるか，PaCO₂が上がるかですが，今回はPaCO₂ が上がっているようです．代謝ではなく，呼吸が原因でアシデミアになっているので 「呼吸性アシドーシス」ということになります．**この血液ガスをみる限りでは，上手 く呼吸（換気）ができていないから，血液にCO₂が溜まってしまっているようです． 痰で窒息しているかもしれませんし，薬物中毒で呼吸が止まっているのかもしれませ ん．対応として，人工呼吸管理を考慮**すべき状態です（図3）．

検査項目	結果
pH	7.10 ↓
PaO₂	58（FiO₂ 0.36）
PaCO₂	72 ↑
HCO₃⁻	26
BE	1.2

$$pH\downarrow = \frac{[\,HCO_3^-\,]}{[\,PaCO_2\,]\uparrow}$$

・pH はアシデミア（酸性）
・pH が下がるのは，［HCO₃⁻］下がる↓ or［PaCO₂］上がる↑ とき
・今回は［PaCO₂］が上がっている↑ので，『呼吸性アシドーシス』
・［PaCO₂］が上がっても，［HCO₃⁻］による代償↑はすぐには行われ ない（数日かかる）
・対応は気管挿管＋人工呼吸管理 or NPPV など

▲ 図3 症例1_結果の読み方

おまけです．同じような血液ガスですが，これはどうでしょうか（表2）？

検査項目	結果
pH	7.38
PaO_2	72（FiO_2 0.24）
$PaCO_2$	76 ↑
HCO_3^-	34 ↑
BE	1.2

　これは「逆転しちゃってます」ってセリフが聞こえてきそうです．よくPaO_2と$PaCO_2$の大小関係が正常から逆転しちゃっていることを「血液ガス逆転現象」として報告されます．でも，まず最初はpHをみるんでしたよね．そう，pHは正常です．一見$PaCO_2$が高いようにみえますが，この血液ガスではHCO_3^-が普通の人よりも高いです．実は，この患者さんは慢性呼吸不全の患者さんで，普段から$PaCO_2$が溜まっていて，すでにHCO_3^-で補正されています．だから大事なpHも正常範囲で，現時点での緊急介入は不要です．基本的に，PaO_2（酸素化）とpHや$PaCO_2$は分けて考えた方がよいかもしれません．ここに逆転とか関係性を考えてもしょうがないですし，そもそも**逆転という言葉はお勧めしません**．それより最初に血液ガスでみるのは何でしたっけ（図4）？

検査項目	結果
pH	7.38
PaO_2	72（FiO_2 0.24）
$PaCO_2$	76 ↑
HCO_3^-	34 ↑
BE	1.2

$$pH = \frac{[\ HCO_3^-\ ]\ \uparrow}{[\ PaCO_2\ ]\ \uparrow}$$

・pH は変化していない
・すなわち呼吸性アシドーシス［$PaCO_2$ ↑］が，すでに代謝性［HCO_3^- ↑］で代償されている
　（少なくとも徐々に進行したⅡ型呼吸不全）
・1 週間〜1 カ月ぐらいはたっている様子
・慢性的に $PaCO_2$ の貯留があり，pH は正常のため，即介入は不要
血液ガスが逆転しています ＝ 意味はない → pH を報告する

▲ 図4 症例2_結果の読み方
Ⅰ型呼吸不全：$PaCO_2$＜45 Torr，Ⅱ型呼吸不全：$PaCO_2$≧45 Torr（CO_2–2型と覚える）

Lecture 4 ▶ 危険パターン② 代謝性アシドーシス

▼ 表3 危険パターン②_症例3

検査項目	結果
pH	7.21 ↓
PaO_2	68（FiO_2 0.24）
$PaCO_2$	9 ↓
HCO_3^-	10 ↓
BE	−9.2

　次にこのパターンはどうでしょうか（表3）？ちなみに敗血症の患者さんです．まず pH をみると，7.21 だから下がってますね．危険なやつです．その原因は，$PaCO_2$

は上がっていないで，HCO_3^-が下がってるので…．これは「代謝性アシドーシス」ですね．**敗血症で全身状態が悪くて，代謝性アシドーシスになっています**．あれ？ここで$PaCO_2$は下がっていますが，これはどういうことでしょうか？

　これは，**代謝性アシドーシスにより下がったHCO_3^-を補正しようとして，患者さんの体が$PaCO_2$をわざと下げて代償しています**．$PaCO_2$は呼吸で調整するから，すぐに代償が可能なんです．よって，この患者さんの呼吸回数はどうなっているでしょうか？代償のために$PaCO_2$が下がっている（二酸化炭素が吐けているので）ので，「頻呼吸」になっていますね（図5）．

検査項目	結果
pH	7.21 ↓
PaO_2	68（FiO_2 0.24）
$PaCO_2$	9 ↓
HCO_3^-	10 ↓
BE	−9.2

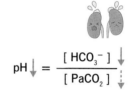

$$pH \downarrow = \frac{[\ HCO_3^-\ ] \downarrow}{[\ PaCO_2\ ] \downarrow}$$

・pH はアシデミア（酸性）
・pH が下がるのは，[HCO_3^-] 下がる↓ or [$PaCO_2$] 上がる↑ とき
・今回は [HCO_3^-] が下がっている↓ ので，『代謝性アシドーシス』
・代謝性アシドーシスでは，BE はマイナスに傾く．BE −5.0 より小さいときは要注意
・[$PaCO_2$] が下がっているのは？
　→pH を元に戻そうとして，呼吸で代償している
　→患者さんは頻呼吸または大呼吸になっている
　→いずれ呼吸筋疲労が起こる（高齢者であれば，もって数時間）

▲ 図5 症例3_結果の読み方

大切なポイント

絶対に見逃してはいけない血液ガス2パターン

①窒息や呼吸不全による呼吸性アシドーシス
　$PaCO_2$は溜まっているが，急性なのでHCO_3^-は普通（まだ代償されていない）

②重症病態の代謝性アシドーシス
　HCO_3^-は下がっており，$PaCO_2$が吐けて代償されている（頻呼吸，大呼吸）

代謝性アシドーシスを見逃すと…？

早川Dr：ちなみにこの症例3の敗血症で代謝性アシドーシスの場合は，見逃してそのままにしてしまうとどうなると思う？

藍Ns：HCO₃⁻が下がっているのを，いっぱい呼吸してPaCO₂を下げて代償して頑張っているんですよね？もしかして，長くは続かない？

早川Dr：そう．頻呼吸のままだとやがて呼吸筋疲労してしまい，長くは続かないんだ．特に高齢者とか体力・筋力がない患者さんでは，1時間ももたないことがあるよ．

pHが命にかかわる状態になる前に
対応しよう

　頑張って頻呼吸にして代償して（pHを保って）いても，体力が0になると，もう頻呼吸で頑張ることはできません．その後は，徐々に呼吸（換気）は落ちてきて，PaCO₂も溜まってきて，さらにpHは下がってしまうことになり（例えばpH 7.03），こうなったらもう命にかかわる状態です．そのため，**最初の代償されている血液ガスに気づいて，介入してあげないといけないのです**．こういうときには何ができるでしょうか？

　HCO₃⁻が下がっているのだから，これを補充してあげればいいんじゃないかということで，メイロン®（炭酸水素ナトリウム注射液，NaHCO₃）の投与がパッと思いつきそうですね．**でもこれは，緊急避難としてはいいのですが，あくまでも臭いものに蓋をしているだけなので不正解**です．このままだとやがて呼吸筋疲労を起こしてしまうわけなので，「呼吸を補助」してあげる，というのが正解です．**敗血症でただでさえ体力が削られているのに，さらに呼吸でも体力を使ったらもう無理だから，呼吸だけでも人工呼吸器でサポートしてあげる**ということになります（図6）．

介入なしだと
呼吸筋疲労で
呼吸量↓,
CO_2 溜まる,
pH さらに下がる

検査項目	結果
pH	7.21
PaO₂	68(FiO₂ 0.24)
PaCO₂	9
HCO₃⁻	10
BE	−9.2

3 時間後

検査項目	結果
pH	7.03
PaO₂	52(FiO₂ 0.36)
PaCO₂	52 ↑
HCO₃⁻	8
BE	−9.5

→ 1 時間
後死亡

気管挿管,
人工呼吸
管理の補助
あり

検査項目	結果
pH	7.31
PaO₂	126(FiO₂ 0.5)
PaCO₂	22
HCO₃⁻	18
BE	−4.1

→ 危機を
離脱

▲ 図6 最初の代償状態に気づけると…

　代謝性アシドーシスの治療にメイロン®（炭酸水素ナトリウム注射液，図7）
をDIVで投与するのは，本当に限られた状況だよ．DIVで投与するのは，慢性
腎不全で普段からHCO₃⁻が低い患者さんの場合（これは透析室とかの話）や，pH
が7.00とかで，気管挿管や人工透析をはじめるまでの繋ぎとして，緊急避難的
に使うときよ．例えばこのままのpHだと，救急外来からICUに移動できないわ
っていうときだけ．
　基本的に循環や呼吸（人工呼吸器）が担保されていないときにメイロン®を使
ったりすると，みた目だけpHが改善しても，患者さんの状態は悪化する（逆説
的paradoxical アシドーシス）ことがあるから投与禁止よ．

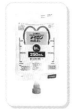

◀ 図7 メイロン静注8.4%
100 mLを30分かけてDIVなど（基本的に，
20 mL/hrなど持続で投与するものではない）．
画像提供：株式会社大塚製薬工場

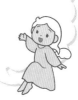

危険な血液ガスパターンでは人工呼吸器が使いどき

Story 6

志宇Ns：ここで人工呼吸器の出番なんですね！

藍 N s：今日は呼吸管理の話のはずが，pHやアシドーシスとかの話になったから，なんでだろうと思っていたけど…

早川Dr：そう．命にかかわる絶対に見逃してはいけない血液ガスの2パターンを覚えてほしいっていったけど，まずは，この**どちらのパターンでも人工呼吸器などで呼吸をサポートしてあげることを検討**していくんだよ．

藍 N s：わかりました．それでは最後に，呼吸性アシドーシスや代謝性アシドーシスを起こすような病気ってどんなものがあるんですか？

アシドーシスを起こす病態

Lecture 6

　絶対に見逃してはいけない血液ガス2パターンを起こす病気（病態）の例を学んでおきましょう（表4）．

呼吸性アシドーシスのパターン

　まず呼吸性アシドーシスです．これは換気が不十分になって，$PaCO_2$が溜まってしまいます．呼吸（換気）は神経で命令され，呼吸筋が動き，肺で行われています．すなわちこのどこかが障害されると，呼吸（換気）は上手にできなくなってしまいます．決して**肺の障害だけが原因ではない**のです．

　肺そのものが障害される原因には，肺炎や気管支喘息などがあります．気道の障害には，気管に痰が詰まる窒息や気道閉塞など，呼吸筋の麻痺には神経筋疾患など，呼吸中枢からの命令が来ない原因には，鎮静薬の過剰投与や麻酔の残存，脳血管障害などがあります．

代謝性アシドーシスのパターン

　代謝性アシドーシスはHCO_3^-が低下します．これは腸や腎臓からHCO_3^-を喪失してしまうということもあるのですが，実際には他のマイナスイオンである余計な酸－（不揮発酸）が溜まることが問題になります．原因としては敗血症や，他の循環不全ショックなどによる乳酸アシドーシス，ケトン体が溜まるケトアシドーシス，腎不全

などが代表的です．まずは**代謝性アシドーシスの原因は敗血症，循環不全，腎不全と覚えましょう**．Cの異常があるときは，AとBを安定化させることが重要と前にいいましたが（Part2_1 Lecture2参照），循環不全には気道と呼吸を安定化（サポート）するんだというのはこういうところに基づくんですね．

▼表4 見逃し厳禁な血液ガスパターン

	呼吸性アシドーシス	代謝性アシドーシス
pH	↓ (pH< 7.35 黄色信号，pH<7.30 赤信号)	
PaO₂	基本的に下がるが，酸素投与などがなされているとみた目正常のこともある	
PaCO₂	↑ （溜まっている）	↓（代償で吐けているが，じきに呼吸が疲れてくると上昇↑に転じてくる．ここまでくると，いよいよやばい）
HCO₃⁻	→ ↑ （すぐには上がらない）	↓
病態	換気が不十分になる ①肺が障害される 　（肺炎，気管支喘息，COPDなど） ②気道が障害される（痰，気道閉塞など） ③呼吸筋の麻痺（神経筋疾患など） ④呼吸中枢の抑制 　（鎮静薬の過剰，麻酔薬の残存，薬物中毒，脳血管障害など）	酸が増加する病態 ①敗血症，乳酸アシドーシス ②ケトアシドーシス ③腎不全 （下痢や尿細管性アシドーシスでもアシドーシスにはなるが，必ずしも重症化しない）

まとめ

　呼吸性アシドーシスと代謝性アシドーシス，どちらも危険な血液ガスパターンです．血液ガスの結果をみたら，ビビッと対応できるようになれそうですか？これから呼吸管理の話をしていきますが，このどちらの状況に対応するために人工呼吸器を使っていくのか…ということを認識できるようになりましょう．

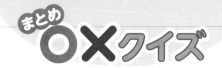

○か×で答えてください．×の場合は何が間違っているのかも考えてみましょう．

1 血液ガス検査で酸塩基平衡にかかわる項目はpHとPaO₂とPaCO₂である．

2 血液ガス検査で一番最初にみる項目は「pH」である．

3 pH 7.21，PaO₂ 88 Torr（酸素1 L），PaCO₂ 10 Torr，HCO₃⁻ 10，BE -9.2であった．酸素化も保たれており，次の血液ガスが4時間後に予定されているので経過観察とした．

4 強い代謝性アシドーシスに対して，人工呼吸器管理でサポートを行うことを検討した．

5 代謝性アシドーシスの原因は敗血症，呼吸不全，腎不全などによることが多い．

---

1. × 酸塩基をあらわすpHは，PaCO₂とHCO₃⁻によって平衡状態に保たれています．
2. ○ まずは何より，pHがいちばん気になりますね．
3. × 代謝性アシドーシスが強く，過呼吸により代償を行っている状態です．過呼吸は呼吸仕事量も大きく，長時間はもたないため，すぐに何らかの治療介入や機械的サポートが必要と思われます．メイロン® でお茶を濁すのもダメですよ．
4. ○ 前述のように代謝性アシドーシスがあると，呼吸仕事量が増えてしまうのでそれを軽減してあげることも重要です．
5. × 代謝性アシドーシスの原因は敗血症，循環不全，腎不全などによることが多いです．

2 人工呼吸器の基本のキ

おさえておこう！

▶ 人工呼吸器のメインの役割は，患者さんの呼吸仕事量の肩代わりです
▶ 呼吸仕事量にはコンプライアンスと気道抵抗がかかわっています
▶ 人工呼吸器の設定と基本的なモードをおさえよう
▶ 肺に優しい，肺保護換気とは

Story 1 ▶ 人工呼吸器って何の機械だろう？

 呼吸性アシドーシスや代謝性アシドーシスのように危険な血液ガスをみたときは，人工呼吸管理の適応になるかもしれないってことがわかったかな？

 いよいよ，人工呼吸器の出番ですね．でも人工呼吸器って，いろいろなモードや設定があってわかりづらいんですよね…

 そうですよね．それに，いろんなメーカーから発売されているし，モードの名前もそれぞれ違いますし…

 ICUではいつも当たり前のように人工呼吸器が活躍しているから，あまり意識しないけど，そもそも何をしてくれる機械なのかしらね？

Lecture 1 ▶ 人工呼吸器が患者さんにしてくれること

ガス交換の補助

　メーカーや使用する機械が違っても，人工呼吸器としての基本は昔から変わりません．人工呼吸器とは何をしてくれる機械なんでしょうか？パッと思いつくのは，単純なガス交換の補助です．呼吸不全の患者さんの酸素化を行ったり，鎮静などで自発呼吸が弱い患者さんの換気をして，二酸化炭素を排泄することです．でも厳密にいうと，ガス交換自体を人工呼吸器がやってくれるわけではありませんし，そもそも他の

手段，例えば酸素マスクやネーザルハイフローでも酸素を投与することはできます．

呼吸仕事量の軽減

　人工呼吸器にはいくつかの役割があります．例えば，ぴったりのFiO₂で酸素を投与したり，PEEPという圧をかけるなんていう働き（酸素マスクではできない）もありますが，**一番大事な人工呼吸器の役割は，「患者さんの呼吸仕事量を肩代わりして，軽減してくれること」である**と考えられます．先ほどの項で，代謝性アシドーシスのときは呼吸で代償しようと頻呼吸・大呼吸になるけど，いつかは疲れちゃうし，疲れ切っちゃうと呼吸は最終的に弱くなって止まってしまうという話をしました．この**一生懸命がんばって呼吸をしている状態を，患者さんの呼吸仕事量が大きくなってしまっている**ということができます．この呼吸仕事量の一部を，人工呼吸器が肩代わりしてくれます．そもそも人工呼吸器は肺自体を治してくれる機械ではありません．患者さんの呼吸仕事量を人工呼吸器が肩代わりしてくれている間に，肺炎や呼吸筋力や原疾患など諸々を，患者さん自身の力で回復する時間を稼いでくれるものです．

　例えば，ショックや重症敗血症での呼吸仕事量は，患者さんのエネルギーの半分を占めているという報告もあります．このエネルギーを肩代わりしてあげないと，もともとの病気を治す体力も残せないですよね．

大切なポイント

- 人工呼吸器自体が肺を改善させているわけではない
- 肺を治しているのは患者さん自身の力
- 回復のための時間稼ぎのために，人工呼吸器は患者さんの呼吸仕事量を肩代わりしてサポートしている

Story
2

呼吸サポートのカギは呼吸仕事量？

志宇Ns：人工呼吸器って酸素を投与して，二酸化炭素を出す機械と思っていましたけど，厳密には違うんですね．

早川Dr：もちろん，そういう働きもあるけど，メインの役割は患者さんの「呼吸」のサポート．

藍 N s :患者さんの呼吸仕事量が大きいと疲れちゃうので，それを機械がサポート
してくれるんですね．どんなときに，患者さんの呼吸仕事量が上がってし
まうんですか？

早川Dr:そうだね．それがわかれば，どんなときに人工呼吸器が必要になるかって
いう理解にもつながるね．

Lecture
2

▶ **呼吸仕事量が上がる理由**

$$呼吸仕事量\ P = \frac{一回換気量\ Vt}{コンプライアンス\ C} + 流速\ v \times 気道抵抗\ R$$

呼吸仕事量が増大する理由は
「C：コンプライアンス」が低い（肺が硬い）
「R：気道抵抗」が大きい（空気の通り道が狭い）

▲ 図1 **呼吸仕事量と関連因子**

コンプライアンスと気道抵抗

　呼吸仕事量（power）は，「**C：コンプライアンス**」と「**R：気道抵抗**」（あとは
RR：呼吸数）によって決まります．それぞれ図1の式の関係にあり，呼吸仕事量は
コンプライアンスが低いとき，気道抵抗が大きいときに増大します．

　コンプライアンスとは肺や胸郭の硬さです（Part3_6 Lecture 1を参照）．**コンプラ
イアンスが低い肺とは硬い肺なので，広げて呼吸をするのが大変**です．バストバンド
でガチガチに絞められていたら呼吸しづらいですよね（厳密には，これは肺ではなく
胸郭コンプライアンスのことですが）．

　**気道抵抗が大きい状態とは，気道が喘息とかCOPDとかで細くなってしまってい
る状態です．細いストローをくわえて呼吸するのは大変**ですよね．

　前者のコンプライアンスが低くなる病気を拘束性肺疾患，後者の気道抵抗が大きく
なる病気を閉塞性肺疾患と呼んだりもします．

呼吸仕事量以外のサポートも大事

　どちらの病気も詳細は後ほど説明しますが，いずれも呼吸仕事量が増大してしまう

ので，人工呼吸器でその仕事量を肩代わりしてあげましょう．その間に患者さんは治っていきます．あっ，もちろん治るための他のサポートも大事です．原疾患を治療する薬を使い（抗菌薬や利尿薬，ステロイド，気管拡張薬など），寝たきりではどんどん筋力が弱るため，積極的にリハをして筋力を保ち，栄養も全力でつけていきましょう．**仮に原疾患が治っても，そのときに筋肉なし，栄養なしの状態になっていたら，なんのために人工呼吸器で時間稼ぎをしたのかって話になってしまいます．**

大切なポイント

呼吸仕事量はコンプライアンスと気道抵抗が関係する

- コンプライアンス低下：拘束性肺疾患（急性呼吸促迫症候群，肺炎など）
- 気道抵抗上昇：閉塞性肺疾患（喘息，COPDなど）

Story 3 ▶ 人工呼吸器の設定を教えて！

早川Dr：さあ，いよいよお待ちかねの人工呼吸器の設定やモードの話です．

志宇Ns：なんかICUの専門って感じがするし，ワクワクします．

早川Dr：早速だけど，自分のICUの人工呼吸器の画面をみてみよう．こればっかりは，いくら本を読んでもわからないからね．人工呼吸器って設定するものがまずは4つぐらいあるよね．FiO_2とPEEP，それから吸気圧と呼吸回数．これはいいかな（図2）？

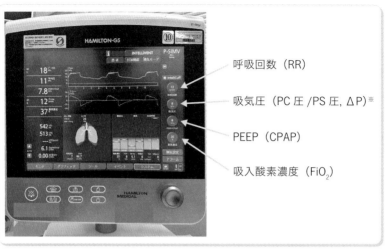

▲ 図2 人工呼吸器の設定項目

※ΔP（デルタ プレッシャー）のΔデルタは「差」をあらわす記号です．圧の差のことです．すなわち最高圧（プラトー圧）と最低圧（PEEP）の差が実際に換気に寄与した圧ということで，ΔPであらわします．正式には駆動圧（ドライビング プレッシャー）と呼びます．

Lecture 3 ▶ 人工呼吸器の設定項目

　人工呼吸器でタブとかをクルクル回して設定するものは，だいたい4つあります（モードによっても違います）．FiO_2とPEEP，それから吸気圧と呼吸回数（RR）です（表1）．

▼ 表1 人工呼吸器の設定項目と目安

指標	寄与するもの	呼吸器の設定	設定数値範囲
酸素化	酸素濃度 PEEP	→ FiO_2 → PEEP	21〜100 % 5〜15 cmH_2O
換気	一回換気量 呼吸回数	→ PC → RR	5〜20 cmH_2O 10〜25回/min

　例えば，患者さんの酸素化が悪くなったとき（SpO_2が下がったとき）にはどの設定を変更するでしょうか？答えはFiO_2とPEEPです．これは酸素化に関係する設定

項目で，患者さんの酸素化が悪くなったときはこのどちらかを上げることで対応します（厳密には，これ以外に換気も酸素化に関与しています．当たり前ですが，換気されないと酸素が血液まで届かないので...）．

また，$PaCO_2$ が高い（CO_2 が溜まっている）患者さんの場合はどの設定を変更するでしょうか？答えは呼吸回数か吸気圧です．まず，吸気圧が上がれば，一回換気量は上がりますね．また，**換気量は血液中の二酸化炭素（$PaCO_2$）を規定しており，一回換気量×呼吸回数＝分時換気量（minute volume：MV，いわゆる換気量）**です．従って，$PaCO_2$ が高いときは，換気量を増やせば CO_2 が吐けるため，呼吸回数か吸気圧を上げればいいのです．

ちなみに気管挿管直後の設定は FiO_2 100％，PEEP 8 cmH_2O，呼吸回数16回/min，吸気圧12 cmH_2O ぐらいにまずは設定して，酸素化（SpO_2 92～98％ぐらい）や一回換気量（6～10 mL/体重 kg ぐらい），分時換気量（5～10 L/min ぐらい）などをみながら調整していきます（余談ですが，筆者は，設定値は偶数が好きです）．

Story 4 ▶ **換気モードには何がある？**

志宇Ns：なるほど，みんな人工呼吸器をみながら，項目をくるくる回してそういうのを設定していたんですね．

藍 Ｎ ｓ：酸素化と二酸化炭素（換気）は分けて設定するってこともわかりました．

天　　使：FiO_2 が 0.21～1.0（酸素濃度 21～100％）に設定できるのは，わかりやすいからすでに知ってたでしょう？換気もみてあげてね．

志宇Ns：そういえば，換気モードにはどんなものがありますか？自発呼吸モードとか，強制換気モードとかをよくみかけます．

藍 N s：SIMVモードっていうのもよくみかけますけど，どういうモードなんでしょうか？

早川Dr：個人的には，SIMVモードって実は必須のものではないと思います．それより大事な換気モードがあるから覚えておきましょう．

▶ 必須の換気モードは2つ

2つのモードをまず覚える

　人工呼吸器のモードでまず覚えておくべきなのは，**すべて機械におまかせの強制換気（continuous mandatory ventilation：CMV）と，患者さんのタイミングで呼吸する自発呼吸（continuous spontaneous ventilation：CSV）の2モード**です（図3）．実際はこの2つだけでも必要十分ともいえます．いろいろなモードを知っている集中治療医のなかでも，この2つだけで十分だよっていうドクターも少なくありません．

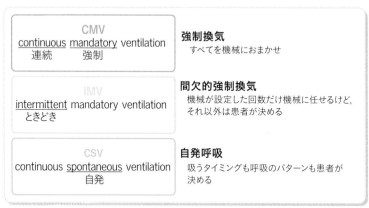

▲ 図3 人工呼吸器のモード

呼吸器のモードの名称を整理しよう

　いやいや，なんかA/C（アシスト／コントロール）モードとか，CPAPモードとか聞いたことあるぞ〜って思うかもしれません．そうなんです．人工呼吸器って名前が

少しややこしいんです．薬にも同じようなものがありますよね？種類と一般名と商品名です．例えば，種類名がベンゾジアゼピン系で，一般名がジアゼパムで，商品名がセルシン®…みたいな（図4）．呼吸器も一緒で，CMVという種類の一般名A/Cの商品名が，P-CMVなどです．

　商品名はメーカーによって異なります．ちなみにここでのP－というのはpressure control（従圧式）のことです．同じくvolume control（従量式）がありますが，普段あまり使わないので，**まずはpressure controlを使うのでOK**です．自分のICUで使っている，人工呼吸器の商品名にあたる部分を記入してみましょう（図5）．

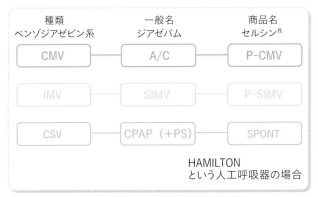

▲ 図4 いろんな名前を整理するコツ

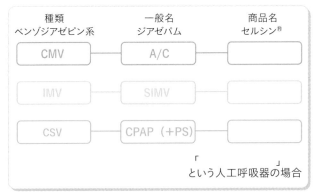

▲ 図5 商品名を整理しよう

余裕があれば…

　あとは間欠的強制換気［intermittent　mandatory　ventilation：IMV（SIMV）］

というのがあります．これは設定により，CMV側にもなるし，CSV側にもなります．**設定を強くすると機械の仕事量が増える（機械のサポートが増える），設定を弱くすると患者さんの呼吸仕事量が増える（機械のサポートが減る）というもの**です（図6）．ちょっと難しいモードなので，必須ではありません．まずは**強制換気と自発呼吸**という2つのモードをしっかりと使えるようにしましょう．たくさんあるモードも，この2つの応用になります．

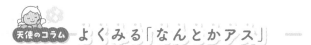

A/C	人工呼吸器の仕事量 （機械の強制換気）	患者の呼吸仕事量 （自発呼吸）　CPAP（＋PS）
設定の呼吸回数	大　　← IMV（SIMV） →	小
患者の呼吸仕事量	軽減	増加

▲ 図6 IMV（SIMV）

天使のコラム よくみる「なんとかアス」

　連続：continuousはよく出てくる用語ね．ICUで連続的にやる，透析のCHDFのCもそうよ．他にも呼吸器では，**自発：spontaneous（スポンタネアス）**というのもよく出てくるわね．

　あと最近は，経皮的カテーテルで行う処置が循環器や脳外科でも増えてきてるようね．**経皮的：percutaneous（パークテニュアス）**．

　なんとかアス，－ousという接尾語，全部覚えちゃいましょうよ．ちなみに私は，ICU業界ではfamous（有名）な天使よ．

Story 5 ▶ 人工呼吸器も患者さんに優しくしよう

早川Dr：人工呼吸器を学ぶ際に大事な，患者さんに優しい呼吸の設定を知っておこう．

藍Ns：人工呼吸器は患者さんが治るための時間稼ぎ，サポートだから，患者さんにできる限り害のない優しい管理が必要ですね．

志宇Ns：患者さんへの優しさだけなら，誰にも負けない自信があります．

天使：OK，じゃあ呼吸器の設定も優しくね．

Lecture 5 ▶ 患者さんフレンドリーな呼吸器管理

呼吸で肺胞って膨らんだり，縮まったりしています．この際に，人工呼吸器で強い圧をかけたりすると肺が膨らみすぎて肺胞が過膨張になり，傷ついてしまうことがあります．逆に縮みすぎると肺胞は虚脱してしまったりして，これもまた傷ついてしまいます．こういうのを**人工呼吸惹起性肺傷害**（ventilator-induced lung injury：VILI）といいます（図7）.

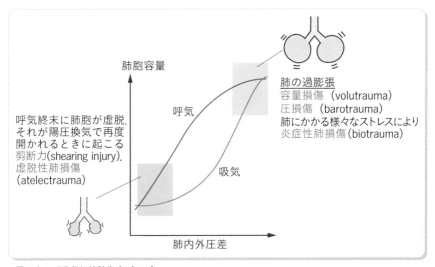

肺胞容量

肺の過膨張
容量損傷（volutrauma）
圧損傷（barotrauma）
肺にかかる様々なストレスにより
炎症性肺損傷(biotrauma)

呼気

呼気終末に肺胞が虚脱.
それが陽圧換気で再度
開かれるときに起こる
剪断力(shearing injury).
虚脱性肺損傷
(atelectrauma)

吸気

肺内外圧差

▲ 図7 人工呼吸惹起性肺傷害（VILI）
文献1を参考に作成

このVILIが起こらないようするのが優しい人工呼吸器設定です．虚脱や過膨張がダメだから，縮みすぎない，膨らみすぎないようにします．すなわち**肺胞が縮みすぎないようにPEEPをしっかりとかけてあげる（High PEEP），そして膨らみすぎないように換気量を少なめにする（Low Tidal）**というのが肺保護に大事です．

具体的に**一回換気量（tidal volume：Vt）は6～8 mL/kg，**すなわち300～400 mL**ぐらいに抑えるのが基本**です（一回換気量の略語を「TV」と記載する教科書も多いが，本書では「日本呼吸療法医学会用語集　第2版」に従って「Vt」と略す）.

大切なポイント

肺保護換気の基本

- Low Tidal：Vtは300〜400 mL（6〜8 mL/kg），プラトー圧が30 cmH₂Oを超えない

- High PEEP：FiO₂を上げるより，PEEPを上げる

  （ただしPEEPを上げすぎると，胸腔内圧上昇により血圧が下がるので注意，表2）

▼ 表2 PEEPの値の目安（ARDS Network基準）

Lower PEEP/higher FiO₂							
FiO₂	0.3	0.4	0.4	0.5	0.5	0.6	0.7	0.7
PEEP	5	5	8	8	10	10	10	12
FiO₂	0.7	0.8	0.9	0.9	0.9	1.0		
PEEP	14	14	14	16	18	18〜24		

酸素化の目標：PaO_2 55 〜 80 Torr または SpO_2 88 〜 95%
Use a minimum PEEP of 5 cmH₂O. Consider use of incremental FiO₂/PEEP combinations such as shown below (not required) to achieve goal.
文献2を参考に作成

▶ **肺保護換気の合言葉**

志宇Ns：「**Low Tidal & High PEEP**」ですね！了解です.
天　使：これ，すっごい大事だから，「合言葉」のように覚えておくのよ.
早川Dr：でも呼吸仕事量を肩代わりしてあげようが，肺保護に努めようが，最終的に人工呼吸器から離脱する頃に筋力と栄養がなくなっていたら元も子もないからね．くり返しだけど.
藍　Ns：過剰な鎮静は避けて…
志宇Ns：早めのリハと栄養で患者さんの筋力・体力を保つようにします.
早川Dr：その調子だよ！！

まとめ

　コンプライアンスが下がったり，気道抵抗が上がることで増えてしまった患者さんの呼吸仕事量．これを肩代わりしてサポートしてくれるのが人工呼吸器のメインの役割です．ただし，人工呼吸器の設定を強くし過ぎたりすると，回復させたい肺を逆に傷つけてしまいます．そうならないように，肺保護換気についてはナースの皆さんもぜひ知っておいてください.

文献
1）「教えて！ICU　集中治療に強くなる」（早川　桂，清水敬樹／著），p.63，羊土社，2013
2）Brower RG, et al：Ventilation with lower tidal volumes as compared with traditional tidal volumes for acute lung injury and the acute respiratory distress syndrome. N Engl J Med, 342：1301-1308, 2000（PMID：10793162）

まとめ ○✕クイズ

○か✕で答えてください．✕の場合は何が間違っているのかも考えてみましょう．

1 人工呼吸器は，呼吸不全患者さんのガス交換をサポートする機械である．

2 人工呼吸器は，呼吸不全患者さんの肺を改善させることができる．

3 コンプライアンスが高くなる，すなわち肺が硬くなると呼吸仕事量は増大する．

4 気道抵抗が大きい，すなわち気道が狭くなると呼吸仕事量は増大する．

5 $PaCO_2$ が22 Torrで呼吸性アルカローシスを認めたため，人工呼吸器の吸気圧や呼吸回数を上げて，分時換気量を増やした．

6 SIMVモードで呼吸回数の設定を下げると，患者さんの呼吸仕事量は低下する．

7 肺保護換気として，体重50 kgの患者さんにVt 600 mL，プラトー圧25 cmH$_2$Oになるように設定した．

---

1. ✕ 端的にいうとガス交換とは酸素を取り入れて，二酸化炭素を出すことです．必ずしも間違っているわけではないのですが，どちらかというと人工呼吸器は患者さんの呼吸仕事量をサポートする機械です．酸素の投与だけであれば，必ずしも人工呼吸器は必要ではありません．
2. ✕ 人工呼吸器は肺を悪くすることはあっても，肺そのものをよくすることはありません．あくまでも患者さんの肺が回復するまでの時間稼ぎをしてくれる機械です．
3. ✕ 状態の悪い硬い肺のコンプライアンスは「低下」しています．呼吸仕事量は増大します．
4. ○ 気道抵抗が大きいと，呼気を吐きづらくなります．もちろん呼吸仕事量は増大します．

5. × 分時換気量（＝一回換気量×呼吸数）を増やすと$PaCO_2$は低下してしまいます．本症例ではCO_2が吐けているので分時換気量を減らして，$PaCO_2$を上昇させるのがよいでしょう．

6. × SIMVモードで呼吸回数の設定を下げると，患者さんの自発呼吸に依存する部分が大きくなるので，患者さんの呼吸仕事量は増大します．患者さんの負担が増える → weaningしていることになります．

7. × 肺保護換気のLow Tidalとして，Vtは6〜8 mL/kg以下，プラトー圧30 cmH_2O未満に設定します．Vt 600 mLだと，12 mL/kgですから，一回換気量（Vt）が多すぎますね．

3 NPPVを上手に使おう

おさえておこう！

- ややこしいNPPVの用語を整理しましょう
- NPPVが向き／不向きな患者さんとは？
- NPPVのモード，マスクの選択と，適切なリークのとり方をおさえよう
- 急いで丁寧に…実際のマスクフィッティングのやり方

Story 1 ▶ NPPVとBiPAPって？

 なんか，人工呼吸管理の基本がわかってきたような気がします．

 うん，その調子でいいよ．

 あれ？でも「バイパップ（BiPAP）」っていうのも人工呼吸器ですよね？気管挿管しないマスクのやつ．

早川Dr：NPPVのことだね．ちょっと用語がややこしいんだけど，昔 Philips Respironics 社っていうメーカーの BiPAP Vision っていう呼吸器がNPPVとしてよく使われていたから，日本ではNPPVのことをBiPAPって呼んだりするんだけど，これはあくまでも商品名の1つだからね．

ちなみに，NPPVの呼吸モードにBIPAP（biphasic positive airway pressure）というものがあるわ．ここでのIは大文字よ．BiPAPは機械の商品名，BIPAPは呼吸モードの名称です．

藍 N s：そうだったんですね．少しややこしいですけど，NPPVについても教えてください．

▶ NPPVに関する用語をチェック！

NPPV と IPPV

　NPPV（noninvasive positive pressure ventilation）も立派な人工呼吸器です．しかも IPPV（invasive positive pressure ventilation）と違って気管挿管が不要なので，患者さんへの侵襲度は少ないといえます．とはいっても，適切に使わなければ，むしろ患者さんへの負担は増えてしまうことすらあります．まずは用語の整理から入っていきましょう．**IPPVとは気管挿管をする呼吸管理です．挿管の侵襲（invasive）があるので，侵襲的陽圧換気の略でIPPVとなります**（図1）．一方で，気管挿管を行わない人工呼吸器，これがnon-invasive（非侵襲的）ということでNPPVとなります（図2）．IPPVとNPPVは後でも出てくるので，しっかり覚えておいてください．

IPPV（invasive positive pressure ventilation）
・侵襲的陽圧換気　ex）HAMILTON-C6
・**気管挿管する**
・いわゆる人工呼吸器管理のこと

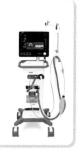

▲ 図1 **IPPV**
画像提供：日本光電工業株式会社

NPPV（non invasive positive pressure ventilation）
・非侵襲的陽圧換気　ex）V60 ベンチレータ
・**気管挿管しない**
・BiPAP と呼ばれることも

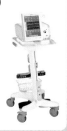

▲ 図2 **NPPV**
画像提供：株式会社フィリップス・ジャパン

用語のおさらい

- PEEP（positive **end expiratory** pressure）：**呼気終末**の陽圧
- CPAP（**continuous** positive airway pressure）：**持続的にかけている**気道の陽圧（基本的にPEEPと同じもの），またはモード名としても用いられる
- IPAP（**inspiratory** positive airway pressure）：**吸気時**の気道の陽圧
- EPAP（**expiratory** positive airway pressure）：**呼気時**の気道の陽圧
- intentional（インテンショナル）leak：呼気を出すために**意図して作っている**リーク
- unintentional（**アン**インテンショナル）leak：**意図しない**リーク，不要なリーク

Story
2 ▶ **NPPVの利点とは？**

早川Dr：NPPVの役割自体は普通の呼吸器と似ていて，患者さんの呼吸仕事量を軽減・サポートしてくれます．これはIPPVに比べてどんなメリットがあるかな？

志宇Ns：NPPVはマスクで換気をするので，気管挿管が不要ですね．

藍 Ns：気管チューブの苦しさもないから，原則としてプロポフォールとかミダゾラムとかの鎮静薬もいらないですね．

早川Dr：気管挿管の大きな問題点ってなんだったっけ？ほら，それが起きないように，口腔ケアやカフ圧管理をしているんだったよね．

志宇Ns：人工呼吸器関連肺炎（VAP）ですか？なるほど，NPPVはVAPのリスクが減るんですね．

天　使：それから，鎮静薬を使わないから食事や会話もできるし，薬によるせん妄も軽減できるはずよね（実際は，NPPVでも24〜56%ぐらいの患者さんに鎮静薬が使用されています[1]．浅い鎮静として，デクスメデトミジンが最も使用されます）．

志宇Ns：じゃあ，いいことづくしじゃないですか！

Lecture 2 ▶ NPPVが使えない患者さんを知っておこう

NPPVはとってもいい人工呼吸管理ですが，間違った使い方をしてしまうと，その利点も全然活かせないで，患者さんに害すら与えてしまうことがあります．そこで，NPPVの向いている患者さんを見極めるのがまず大事です．気管挿管や人工呼吸管理の適応は，ABCDのどれかに異常があるときですと前に説明しました（Part2_1 Lecture2参照）．

NPPVに関してはマスクで換気をするわけなので，気道（A）が保たれていないとダメです．だから例えば，喀痰とかが多い患者さんはマスクがあると吸引もしづらく，窒息を起こしてしまうので向いていません．他にも意識（D）がよくて協力的であることも必要です．原則として鎮静薬を使わないので，不穏でマスクを外してしまったり，昏睡の患者さんは気道が保てず，協力してもらえないのでダメです．こういうパターンの場合は気管挿管，すなわちIPPV管理が必要になります．NPPVは特にAやDの異常がある患者さんには不向きです（表1）．

▼表1 NPPVが不向き，または禁忌の患者

- 喀痰が多く，吸引が頻回に必要
- 咽頭反射・咳反射が弱い
- 吐血・喀血がある
- ショック状態
- 自発呼吸がない，または心停止
- 昏睡（舌根沈下）
- 非協力的・不穏（マスクを外してしまう）

Story 3 ▶ NPPVが向いている患者さんは？

志宇Ns：気道確保が必要だったり，意識障害がある患者さんの場合は，NPPVはあんまり向いていないんですね．

早川Dr：そうだね．

藍 N s：逆に NPPV が向いているのはどんな患者さんなんですか？

天　使：これって，ICU ナースや呼吸療法関連の試験問題でもよく聞かれるわね．
　　　　そういえば，藍さんは何か試験を受けるのかしらね？

NPPV の適応疾患とモード

NPPV の適応疾患は？

　NPPV は以前からよく研究されており，現在では適応となる疾患はある程度限定されています．**推奨度が高いのは，「急性心原性肺水腫」「COPD 急性増悪」の 2 つです**（これらは NPPV ガイドライン[1] の推奨度 A の疾患です．試験を受ける方は，さらに推奨度 A の疾患 2 つ「拘束性胸郭疾患の増悪」，「免疫不全による呼吸不全」も覚えておきましょう）．

　前者の肺水腫は，コンプライアンスが低下する病気です．酸素化のためには**CPAP モード**（厳密にいうと違うが，PEEP みたいなもの）で管理します．

　後者の COPD は喘息と同様に気道が狭くなり（気道抵抗が上がる），呼吸仕事量が増えて，Ⅱ型呼吸不全（**CO_2 が溜まる呼吸不全だからⅡ型**でしたね，CO_2 － 2 型って覚える）を示す疾患です．**S/T モード**というのが適応となります．

大切なポイント

　NPPVのモードはたったの2つ
- 急性心原性肺水腫　→ CPAP モード
- COPD 急性増悪　→ S/T モード

（必ずしもこの限りではないが，まずは覚えておく）

CPAP モード

　CPAP モードは，自発呼吸に常に一定の陽圧をかけます（**図3**，PEEP と似ていますが，呼び方が異なります）．肺水腫は肺胞などに過剰に水が貯留してしまうので，それを CPAP の圧で血管に押し戻してあげます．圧で肺胞も開くので，酸素化も改善するわけです．

S/Tモード

　S/Tモードはspontaneousモード（自発呼吸）とtimedモード（強制換気）の合わせ技で，自発呼吸がある場合はその自発のタイミングで換気がサポートされ，ない場合は強制換気が行われます（図3）．設定はFiO₂, IPAP, EPAP，呼吸回数（RR）です．Iはinspiratoryで吸気，Eはexpiratoryで呼気になります．ここでの**EPAPはCPAP（PEEP）と同じ値で，IPAP-EPAPがサポート圧**になります．例えばIPAP 15 cmH₂O，EPAP 5 cmH₂O，RR 15回/minで設定すると，普段の人工呼吸器でいうPEEP 5 cmH₂O，サポート圧15 − 5 ＝ 10 cmH₂O，RR 15回/minで設定するのと同じような意味合いになります．換気もサポートされるので，二酸化炭素が溜まるCOPDの急性増悪などで適応になります．COPDは気道が狭くなるので，呼気が大変吐きにくく，患者さんの呼吸仕事量は増大します．それをNPPVでサポートして仕事量を肩代わりしてあげるんですね．

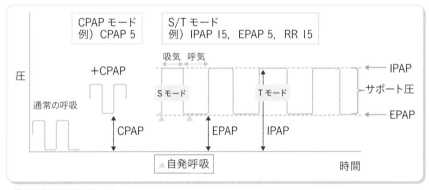

▲ 図3 CPAPとS/Tモード

　　　自発呼吸があるときはSモード，自発呼吸がないときは自動でTモードよ．設定された呼吸回数，例えばここでは15回/minになるように，自発呼吸がないときはTモードで換気を行ってくれるわ．これらが混ざるから，S/Tモードというのよ．
　　　S/Tモードを図にすると，図3の感じね．自発呼吸は山（時間）が短くて，強制換気は山が長くて大きくなったりするわ（臨床的には区別する必要はありません）．

期間もチェック

　心原性肺水腫とCOPD急性増悪のように，3日程度以内で改善が見込める疾患であるというのもNPPVの適応では重要になります．NPPVから離脱するのに，それ以上の期間を要する場合は迷わずに気管挿管に移行するのが原則です．「気管挿管に踏み切る勇気のもてないものはNPPVを使うべからず」という格言があります．

大切なポイント

- 急性の場合は，3日程度以内で改善が見込めることもNPPVの大事な適応
- それ以上，人工呼吸器のサポートが必要ならIPPVが原則

まずはマスク選びから

Story 4

藍 Ns　：NPPVでは2つのモードがあって，心原性肺水腫とCOPD急性増悪が適応になるということはわかりました．

志宇Ns：さっそく実際にマスクをつけて，NPPVを使ってみたいです．

早川Dr：うん．臨床工学技士さんに手伝ってもらって，まずは仲間同士で練習してみるのがいいと思うよ．

藍 Ns　：じゃあ，実際に機械をみながら勉強できるように技士さんにお願いしておきますね．

早川Dr：V60ベンチレータ（株式会社フィリップス・ジャパン）というのが，よく使われているNPPV用のベンチレーターだね．患者さんに使うにあたってはいろいろ準備することがあるけど，**何よりもまずはマスクの選択が大事だよ．**

Lecture 4 ▶ 最適なマスクでリークを狙え！

サイズ選び

通常は「フルフェイスマスク」という口も鼻も覆えるマスクを使用します．マスクの選択というと，まずはサイズとかを思いつくでしょうか．確かにサイズが合わないと空気が漏れてきて，「リーク」を起こしてしまいますし，皮膚トラブル（**医療関連機器圧迫創傷，medical device related pressure ulcer：MDRPU**）も起こしてしまいますよね．適切なサイズを選ぶことも大事ですね．

呼気ポートの有無

実はNPPV用のマスク選びには，もっと大事なことがあります．それは，呼吸器に合わせた専用のマスクを使うということです．具体的には，NPPVマスクには「**呼気ポート（リーク孔）」があるマスクとないマスクがあるので，使い分けていきます**（図4，5）．ちなみに，**呼気ポートとは呼気を逃す穴のこと**です．

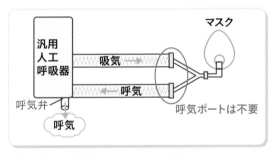

▲ 図4 汎用人工呼吸器（デュアルリム回路）
呼吸回路は，吸気側と呼気側にあわせて2本ある（デュアルリム回路）．呼気は人工呼吸器本体の呼気弁から排気されるため，呼気ポートは不要．

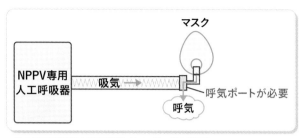

▲ 図5 NPPV専用人工呼吸器（シングルリム回路）
呼吸回路は，吸気側に1本のみ（シングルリム回路）．呼気は呼気ポート（マスクあるいは回路に付いている）から排気される．

　NPPV専用人工呼吸器（図5，V60ベンチレータとか）は，呼吸器からマスクまでの管が1本ですよね？だから吸気はその管を通って入ってきますが，呼気はどこから出ていると思いますか？マスクがしっかりフィットされてたら，呼気が出る隙間がないですよね？なので，この場合は呼気ポートから呼気が出ていくということになります．マスクに穴が空いているタイプ（図6）や，回路自体に呼気ポートをつけるタイプ（図7）もあります．

　NPPV専用人工呼吸器がシングルリム（回路1本）かデュアルリム（回路2本）かで，使うマスクや呼気ポートアダプタの要／不要が異なるわ．（図6, 8, 9）
　間違えないように，わからなければCEに必ず聞きましょう．

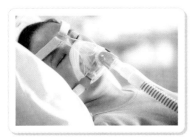

▲ 図6 F&P Nivairo™ RT047
呼気ポートあり，シングルリム回路（図5）に
使用
画像提供：Fisher & Paykel HEALTHCARE株式会
社

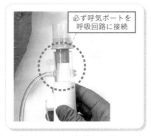

▲ 図7 呼気ポートアダプタの例
マスクに穴はなく，回路に呼気ポートを接続す
るタイプ
画像提供：日本光電工業株式会社

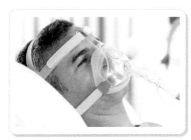

▲ 図8 F&P Nivairo™ RT045
呼気ポートなし，シングルリム回路（図5）に
使用．「呼気ポート付アダプタ」が別途必要
画像提供：Fisher & Paykel HEALTHCARE株式会
社

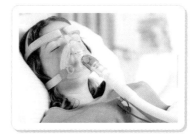

▲ 図9 F&P Nivairo™ RT046
呼気ポートなし，デュアルリム回路（図4）に
使用
画像提供：Fisher & Paykel HEALTHCARE株式
会社

意図してリークを作る

　いずれにしても，**管が1本の場合はどこかから必ず呼気を逃してあげないと，吐け**
なくて苦しくなっちゃうので気をつけましょう．従ってNPPVでは，呼気が出せるよ
うに，わざとリークを作ってあげてるんです．これを「**意図したリーク**」といって，「**イ**
ンテンショナルリーク」といいます．

- 呼気ポートから出ていく「意図したリーク」＝インテンショナルリーク
- マスクの脇などから漏れる「意図しないリーク」＝アンインテンショナルリーク
  アンインテンショナルリークは不要なリークだから，減らす努力をしましょう．

Story 5 ▶ **①マスク選びは技士さんに聞くのがベスト**

藍 N s：今までNPPVのリークって「とにかく悪」みたいに思っていましたけど，必要なリークもあるんですね．この呼気ポートがいらない呼吸器もあるんですか？

早川Dr：うん．いわゆる汎用人工呼吸器，普段使っているIPPV用の人工呼吸器のことだけど，最近はこの機種でもNPPVとして使えるものも増えてきているんだ．これは管が2本あるでしょ．吸気用と呼気用の管．この管が2本あるタイプは呼気がそちらから出ていくから，呼気ポートを作ってインテンショナルリークを行うことは不要だよ（図4）．

志宇Ns：マスクにもいろいろなタイプがあるんですね．

天　使：**マスクを間違って選んでしまう事故がとっても多いのよ．気をつけましょうね．**

早川Dr：NPPVのメーカーや呼吸器ごと（NPPV専用人工呼吸器or汎用人工呼吸器）に違っているから，ちゃんと専用のものを選んで，無理やり接続しないようにね．わからないときはもちろんだけど，確認の意味も含めて，**臨床工学技士さんに聞くのがベスト．技師さんはいっつも強い味方だから，必ず聞くようにしよう．**

②さあ，NPPVをつけてみよう

藍 N s ：マスクの選択ができたら，患者さんに導入していくんですね．でも，上手くつけてくれない患者さんもいますよね？

早川Dr：**いきなりガバッとつけて，5分ぐらいでマスクフィッティングを完了していない？** NPPVは最初が肝心．

天　使：患者さんに嫌な思いをさせてしまったら，NPPVマスクなんて恐くてつけてくれなくなっちゃうわよ．

早川Dr：いきなりつけるのはやめて，できればマスクフィッテングは長い時間をかけてやっていくのがコツだよ．

How to マスクフィッティング

成功率を上げよう

　さあ，いよいよNPPVのマスクフィッティングです．気管挿管と全く同じで，ドクターとナースの共同作業です．（ナースだけにフィッティングを任せて，すぐにいなくなっちゃうドクターは…．あまり否定的な発言をしたくないのでここは伏せておきます）．

　とにかく一貫していえるのは，

　「はい，マスクつけま〜す．ガバっ，ゴ〜，ゴ〜，ぎゅ〜．はいバンド，引っ張るよ．いっせいのせで左右に，ぎゅ〜，ぎゅ〜，ゴ〜．あれ，リークあるね．あれ，右かな？もっとバンドをきつく引っ張って…」

　→これだけはやめましょう．NPPV成功率が低下します…

　患者さんは呼吸で苦しいときがありますが，そんなときでも急いで丁寧に進めていきましょう（図10，11）．ぜひ互いに練習してみてください．

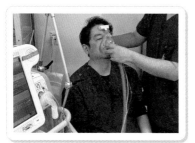

▲ 図10 正しいマスクフィッティング
・優しく声かけをしながら進める
・最初はヒモでギュッとしばらない
・圧は低めに（CPAPモードまたはS/Tモードの
　場合は，IPAP 4，EPAP 4からはじめる）

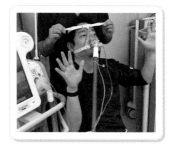

▲ 図11 間違ったマスクフィッティング
・説明もなしに，いきなりギュッとしばる
・最初から高い圧の設定
　（S/Tモード　IPAP 8，EPAP 16など）
　　→これでは絶対に上手くいきません

急いで丁寧にマスクフィッティングしよう

Dr：マスクの必要性を説明します．

　「これは○○さんの呼吸を助ける専用のマスクです．すごい風が出てきますが，呼吸が楽になるはずです」

Ns：「まずはマスクのサイズの調整をします」→軽く口に近づけたりします．

Dr：呼吸器をスタートして，風を出します（設定はミニマムにしておく）．**まだ口を覆わずに，口の前や頬に近づけて，どれぐらいの風量が顔にくるのかを感じてもらいます．**

　「これぐらいの風が出ていますが，徐々に慣れてきます．あとマスクをつけてもしゃべれますので，何かあったら教えてください」

　「それでは○○さんの準備がOKなら，お口元につけていきますね」

Dr：マスクを手でもって口に軽く乗せます．**ふわっと．**

Ns：マスク保持を代わります．**マスクを横からみて，絶対にぎゅ～っと押さえつけないようにしましょう．**マスクのエアクッションが潰れない程度のフィットで保持します．

Dr：少し呼吸器の設定を強めてみます．

　「最初は慣れないかもしれませんが，だんだんと呼吸が楽になってきます．普段通り呼吸ができるので，安心してください」

＊ここまでで，恐らく10～15分程度です

Dr：「どうですか？少し慣れてきましたか？」

Ns：**「これからマスクをベルトでつけていきますね．きつすぎたり，どこかあたって**

痛いときは遠慮なくいってくださいね」

　1人がマスクを軽く保持し，もう一人がバンドを左右同じ強さで引きます．必ずマスクが押し潰されないようにします．コツは，ふわっとマスクを乗せる程度にすることです．結局ここでマスクを押しつぶしても，あまりアンインテンショナルリークが減ることはないです．

　もしアンインテンショナルリークがある場合や，マスクの一部が皮膚に強く当たってしまう部分があるときは，皮膚保護剤を貼付します（特に鼻の部分を，ラーメンの全部盛りみたいに，**あらかじめ保護剤ベタベタにしてはダメ**です．保護剤は，最後に最小限の量にとどめます）．

＊ここまでで，さらに10分

Dr：「この後の血液ガスの指示や，呼吸器の指示を出しておきますね」

　いかがでしたか？急いで丁寧に…コツを掴んで，患者さんに優しい看護を目指しましょう．

リークってどれぐらいまで許容されるの？

　代表的なV60ベンチレータでは，リーク補償やリーク補正（Auto-Trak）という特殊な機能がついているため，呼吸器によってリークの考え方，見方が異なってきます．一般的なNPPV専用人工呼吸器は，呼吸器側がリークをインテンショナル（呼気に必要なリーク）かアンインテンショナル（マスクの隙間などから漏れているリーク）か判断できないので，その和で提示されることが多いです（トータルリーク）．この場合は一般論ではありますが，トータルリークとして30〜40 L/min以下が良いと教科書には記載されています．

　汎用人工呼吸器の場合はインテンショナルリークがありませんので，表示されているリークはすべてアンインテンショナルリークです．少ない方が好ましく，この場合は10〜20 L/min以下が望ましいでしょう．

　しかしこれらのリーク値はあくまでも目安です．この基準値より多いからといい，マスクをギュ〜っとしばってしまう方をみかけます．数値まで覚えているのは素晴らしいのですが，患者さんの不快感は増してNPPV失敗となることも少なくないようです．いっそのこと，NPPV開始当初はリークなんかみないで，患者さんの呼吸が楽になったかを指標にするのはいかがでしょうか．結果的にはその方が，成功率が高いような気がします．

　しばらくしてこなれてきたら，保護剤や位置調整などでリークを減らす工夫をしていきましょう．徐々にで結構です．

まとめ

　NPPVの基本について，整理できましたか？ NPPVではよく，「リーク」が話題になりますよね．でも必要なリークもあるので，しっかり学んでおき，"マスクガバッとぎゅ〜ぎゅ〜"は絶対にやめましょう．また保護剤は，皮膚潰瘍を防いでくれる万能薬ではありません．NPPVが成功するかどうかは最初のマスクフィッティングが丁寧にできるかどうかにかかっています．「あのナースがつけると，患者さんは穏やかでNPPVが上手くいく」ってICU内で伝説になるような，NPPVマスクフィッティングマスターを目指しましょう．

文献
1）「NPPV（非侵襲的陽圧換気療法）ガイドライン　改訂第2版」（日本呼吸器学会 NPPVガイドライン作成委員会／編），南江堂，2015

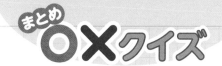

まとめ ○×クイズ

○か×で答えてください．×の場合は何が間違っているのかも考えてみましょう．

1 NPPVは気道が保たれており，また意識がよく協力的であることが使用するための条件である． ▢

2 NPPVの推奨度が高いのは「急性心原性肺水腫」と「COPD急性増悪」である． ▢

3 S/TモードでEPAP 5 cmH₂OやIPAP 12 cmH₂Oに設定した．この場合のCPAP（PEEP）は7 cmH₂Oである． ▢

4 呼吸回路が1本のNPPVの場合は「呼気ポート」は不要である． ▢

5 NPPVではトータルリークは30〜40 L/min以下に管理する． ▢

---

1. ○ 他にも自発呼吸が保たれていること，ショックでないことがNPPVの使用条件となります．

2. ○ COPD増悪，心原性肺水腫はともにNPPVでエビデンスレベルⅠ，推奨度Aです[1]．

3. × EPAPはいわゆるCPAPであり，IPAP−EPAPの差が吸気圧（通常の人工呼吸器ではPS圧やPC圧に該当する）となります．したがって本設定ではCPAPは5 cmH₂O，吸気圧は12−5＝7 cmH₂Oです．

4. × 呼吸回路が吸気用の1本の場合は呼気を排出するための管がありません．そのため呼気はすべて呼気ポートから排出されます．一方，汎用（普通の）人工呼吸器をNPPVモードで用いる場合は吸気と呼気の2本の呼吸回路があるため，呼気ポートは不要です．

5. ○ トータルリークとは意図したリーク（インテンショナル）と意図していないリーク（アンインテンショナル）の合計です．

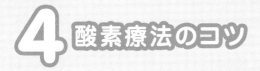

4 酸素療法のコツ

おさえておこう！

▸ SpO_2の欠点，血液ガスでPaO_2を測定する意義は何だろう
▸ 酸素療法の3種類(低流量システム)をおさえよう
▸ 最近は出番も減っていますが，ベンチュリーシステムを知っておこう
▸ 怖〜いCO_2ナルコーシスについて

Story 1 ▸ その血液ガス検査って本当に必要？

 抜管後30分で，血液ガスを採るように指示がありました．これっていつも出る指示ですよね．

 ICUではルーチンで採られることが多いよね．でも何でもルーチンにしちゃうことはよくないわ，思考停止のもとよ．ちゃんと1つひとつ考えるケアを行っていきたいわよね．

この抜管後30分の血液ガスは，何をみたくて採血しているのかな？

 抜管後の血液ガスだから，酸塩基平衡をみるっていうより，酸素化や換気ですよね．だからPaO_2や$PaCO_2$のチェックじゃないんですか？

早川Dr：でも酸素化が知りたいなら，わざわざ血液ガスを採らなくても，SpO_2でわかるんじゃない？

Lecture 1 ▸ S●●O_2　エスなんとかオーツー

SpO_2とSaO_2

　SpO_2（エスピーオーツー，サチュレーション，サットなどと呼ばれます）は本当によく使いますよね．これってそれぞれ何の略でしょうか？　Sはsaturation（サチ

ュレーション），「飽和度」という意味です．pはpulseで「脈波」, O_2はoxygenで「酸素」ですね．すなわちSpO_2とは，経皮的に「脈波で測定した酸素の飽和度」という意味になります．血液ガス検査で測定できるSaO_2というものもあります．aはartery なので，動脈のことです．「動脈血」酸素飽和度をあらわしており，ここで出てくる飽和度とは，動脈中のヘモグロビン（Hb）のうち何％が酸素と結合しているかをあらわしています．動脈中では酸素は豊富なので，正常値はほぼ100％に近い数字になります．SpO_2はこのSaO_2を代替したもので，血液をわざわざ採らなくても，指先や耳たぶ，おでこで常時測定できますね．とっても便利です．

SvO_2のvは？

ちなみにSvO_2というのもあって，vはveinなので静脈，すなわち「静脈血」酸素飽和度です．正常値は70％ぐらいです．酸素が豊富に含まれた動脈から，臓器で消費されて使われてしまうので，100％から減って静脈では70％ぐらいになります．

PaO_2のPは？

いろいろなS○O_2というのがありますが，血液ガスではPaO_2というものが測定されます．ここでのPはpressure（分圧）です．すなわち動脈血酸素分圧．液体に気体が溶けている場合は，この「分圧」で表現します．ですのでPaO_2の単位はmmHgやTorr（トール）となります．あくまでも溶けている気体の圧なので，saturation（飽和度）とは異なる値です．

大切なポイント

「SpO_2」とは「脈波で測定した酸素の飽和度」
- S：saturation（飽和度）
- P：pulse（脈波）
- O_2：oxygen（酸素）

・SaO_2の「a」はartery, すなわち「動脈」
動脈血酸素飽和度（正常値>95％，ほぼ100％）→SpO_2はSaO_2を代替するもの
・SvO_2の「v」はvein, すなわち「静脈」
静脈血酸素飽和度（正常値70％ぐらい）ということよ．

Story 2 ▶ SpO₂ vs 血液ガスのPaO₂

志宇Ns：じゃあ，何のために血液ガスを測定するんでしょうか？普段やっていることだけど，わからなくなってきました．

天　使：そうそう．いつもやっていることも，改めて見直してみて．

早川Dr：僕は抜管後30分の血液ガスは，少なくともルーチンでは不要だと思っています．酸素化はSpO₂でみればいいし，**換気は患者さんのベッドサイドで呼吸数や呼吸様式をみることの方が大事**だと思う．

藍 Ns：確かに身体診察って大事ですし，そういわれるとそんな気がしてきますね．じゃあ，血液ガスのPaO₂っていらないんでしょうか？

早川Dr：いやいや，PaO₂もそれはそれで必要な場面はあるよ．SpO₂の欠点を補っていくような感じかな．

志宇Ns：SpO₂って欠点があるんですか？

早川Dr：うん．便利で持続的に測れるSpO₂も，万能ではないよ．

Lecture 2 ▶ SpO₂の苦手・欠点とは？

ショックと位置のズレ

なんでSpO₂（SaO₂）があるのに，わざわざ血液を採ってPaO₂を測定するのかというと，SpO₂にも苦手があるからです．まず，これはご存知だと思いますが，**ショック（血流不足や指先が冷たいなど）ではSpO₂って非常に不安定**になりますよね．ショックのときこそ本当に正確なSpO₂を知りたいのですが，こんな大事なときにうまくSpO₂が出てこないなんていう経験はよくあると思います（BPが68/38 mmHgとかで，SpO₂がエラーで出ていないってなればすごい不安な気持ちになるのは当然です）．こんな**大事な局面でちゃんと測定できないなんて，これはSpO₂の大きなデメリットです**（脈波で測定しているからショックで数値が出なくなってしまうのは当たり前ではあるのですが…）．

他にもICUでの全アラームの約15％をSpO₂が鳴らしていて，しかもそのほとんどは介入が不要だったなんていう報告もあります．ちょっと位置がズレてたりすると，

SpO_2が変な値を叩き出しているときもありますよね.

　こういうときはしかたありません，PaO_2をチェックするしかないのです．SpO_2とPaO_2は正比例ではありませんが，ふにゃっとしたグラフで比例して，基本的には一致しています（図1）．PaO_2の正常値は100 Torrです．SpO_2では98～99％．もう1つは**PaO_2が60 TorrでSpO_2 90％です．PaO_2 60 Torr以下というのは呼吸不全の定義でもありますので，これも覚えておいたほうがいい数値**ですね（ちなみに試験を受ける方は，SpO_2 88％ ＝ PaO_2 55 Torrというのも覚えておくといいかも．PaO_2 55 Torr未満が在宅酸素療法の適応になります．呼吸不全の定義はPaO_2が60 Torr以下なので間違えやすいポイント）.

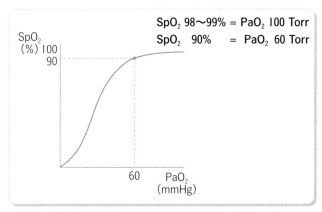

SpO₂ 98～99% = PaO₂ 100 Torr
SpO₂ 90% = PaO₂ 60 Torr

▲ 図1 SpO_2とPaO_2の関係

経時的な変化

　もう1つのSpO_2の欠点は，ちょっと極端にいうと**「実はSpO_2は90～99％の間でしか測定できていません」**ということになります．えっ？そうなの？って感じですよね．SpO_2は90％未満では測定値が不安定になりますし，98→97％になるのはゆっくりでも，90％を切ると，85％→70％→60％と急激に落ちますよね？すぐに変動してしまう安定しない数値です（酸素化解離曲線が急峻だからこれもしかたありません）.

SpO_2（SaO_2）の欠点

● ショック（血流不足）では不安定

● 実はSpO_2 90〜99 ％の間でしか測定できていない

ICUで血液ガスをみる理由

　まあ，90％未満で不安定というのはわかりますが，SpO_2 100％で測定できていないってどういうこと？ってなりますよね．これは**PaO_2が100 Torr以上では，すべてSpO_2で100％と出てしまう**からです（図2）．

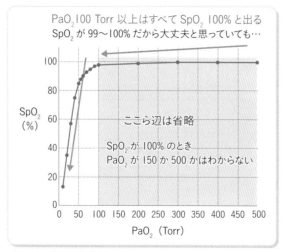

PaO$_2$ 100 Torr 以上はすべて SpO_2 100% と出る
SpO_2 が 99〜100% だから大丈夫と思っていても…

SpO$_2$
（%）

ここら辺は省略

SpO_2 が 100% のとき
PaO_2 が 150 か 500 かはわからない

PaO$_2$ （Torr）

▲ 図2 真の酸素解離曲線

　すなわちPaO_2が130 Torrでも200 Torrでも400 Torrでも，全部SpO_2 100％なのです．ICUでは酸素療法がいっぱいなされているので，PaO_2は100 Torr以上を示すこともあります．例えばですが，酸素投与がなされている患者さんがPaO_2 200 Torrだったのに，3時間後にPaO_2 130 Torrに悪化していたら，さらにその3時間後にはどうなっているでしょうか？みていないうちに呼吸不全になっているかもしれません．でもSpO_2はずっと100％のままなんです（図3）．すなわち**SpO_2 100％はその時点での「酸素化」は保証していますが，呼吸に問題が生じているかどうかに関してはわからない**といえます（＝急激に悪化傾向にあるかもしれない）．したがってICU

では酸素投与が行われている患者さんも多く，経時的な変化をみたいときは**P/F比**（P/F ratio ＝ PaO$_2$/FiO$_2$）をみていきます．このためにも，PaO$_2$すなわち血液ガスを調べる必要があるわけです（P/F比の正常値は空気のFiO$_2$ ＝ 0.21より，100/0.21 ≒ 500ぐらいです．ICUの患者さんは酸素の量がすぐに変化するため，基本的に酸素化の推移はP/F比で「P/Fが120から200に改善しています」などと表現します）．

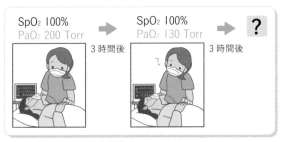

▲図3 **SpO$_2$ 100％でも呼吸状態は悪化しているかも**
SpO$_2$ 100％はその時点での酸素化は保証しているが，呼吸に問題が生じているのか，いないのかはわからない．
実は患者さんの呼吸状態は急激に悪化しているかもしれないけど，SpO$_2$は100％のまま．

大切なポイント

こんなときは血液ガスでPaO$_2$を測定する

- ショックなどで上手くSpO$_2$が測れないとき
- SpO$_2$が90％未満，99％以上のとき
- 酸素投与されている患者さんで，経時的な変化（P/F比）をみたいとき

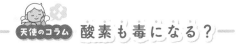

天使のコラム 酸素も毒になる？

　SpO$_2$ ＝100％の問題点はもう1つあるわ．それは「酸素毒性」よ．酸素ってICUでは必須だけど，高濃度では肺を傷害する毒になるわ．FiO$_2$≧0.6すなわち60％以上では酸素毒性が顕著なので，速やかにFiO$_2$を下げたいところね．安心のためにSpO$_2$ 100％のままにしておくと，実は肺が酸素で傷ついていたなんてことがあるから要注意よ．

　特に最近は，心筋梗塞後やCPA蘇生後の酸素投与が予後を悪化させるかもしれないなんていう研究も出てきているわ．注意してね．まあ私は酸素を吸っていないから，関係ないけどね．

酸素吸入の方法（低流量システム）は？

早川Dr：それでは，いよいよ酸素療法の具体的な方法について学んでみよう．もちろんみたことはあると思うけど，投与方法にはいろいろあったよね？どんなものがあったかな？

志宇Ns：鼻カニュラ（Nasal Cannula），シンプルマスク，あとはリザーバー付きマスクです．

藍 Ns：ちゃんと名前が出てくるのはすばらしいね．

早川Dr：それぞれ酸素の流量（○ L/min）でFiO₂（吸入酸素濃度）が決まることは知っているよね？鼻カニュラだったらどうだっけ？

低流量システムのデメリット

酸素流量とFiO₂のおさらい

　あんちょこポケットカードをネームプレートの裏に入れている方もいますよね．鼻カニュラだと酸素1 L/minでFiO₂は24％，2 L/minで28％，3 L/minで32％と4％ずつ上がっているので覚えやすいです．**鼻カニュラは4 L/minを超えると，鼻のなかが乾燥して痛くなるから使えない**のでしたね．それ以上のFiO₂が必要なときはシンプルマスク，リザーバー付きマスクに変更してO₂流量を増やしていきます．

吸入の流速って？

　O₂流量というのは実はとっても大事なので，ここで説明をしておきます．私たちの普段の**吸気の流速**ってどれくらいか知っていますか？息を吸うスピードのことです．いきなり聞かれても困りますね．正常で一回換気量を500 mLとして，呼吸数が20回/minだから1分間あたりの換気量は500 mL × 20回 ＝ 10,000 mLで，約10 Lとなります．そして，吸気と呼気はだいたい1秒で吸って，2秒で吐いているので，1分間あたりの吸気に使っている時間は全体の1/3で0.33分ぐらい．したがって**吸気の流速は10 L ÷ 0.33 min ≒ 約30 L/minという流速**です．この数字はぜひ覚えておいてください．

FiO₂はあくまで推定値

　正常でも吸気の流速って結構速いんです．30 L/minの吸気の流速に対して，マスクに流している酸素は5 L/minとかしかないから，実際はマスクの周りにある空気も一緒に吸っているんですね．そのためマスクでのFiO$_2$は100％じゃなくて，まわりの空気も一緒に吸われて薄まっている分，FiO$_2$が40％とかになるのです．でもこの吸気の流速ってあくまでも正常の場合であって，呼吸不全があったり，敗血症とかだと何倍にも大きくなります．その場合は周りから吸われる空気が多くなるので，FiO$_2$がこの予定よりも更に薄まって下がってしまうということになります．あくまでもこの**マスクのFiO$_2$の値は推定値というか，理想値みたいなもので，実際は患者さんの呼吸に依存したりしています．**車の燃費みたいなものですね．

　従って，鼻カニュラ〜リザーバー付きマスクは「**低流量**」**システム**と呼ばれていて，**FiO$_2$が安定しない（患者さんの呼吸状態で変わってしまう）というデメリット**があります（表1）．

大切なポイント

低流量システム（鼻カニュラ，シンプルマスク，リザーバー付きマスク）

- メリット：とにかく簡便で，すぐにいつでも使える
- デメリット：FiO$_2$は推定値で，患者さんの呼吸状態により変わってしまう
　（患者さんが苦しくていっぱい呼吸していると，FiO$_2$は下がってしまう）

▼表1 **主な酸素投与方法とその特徴**

	鼻カニュラ		シンプルマスク		リザーバー付きマスク	
イラスト						
メリット	・圧迫感がなくて楽 ・食事や口腔ケアでの際も邪魔にならない		・口呼吸でも大丈夫 ・一般的で使いやすい		・高濃度酸素投与を行える	
デメリット	・とにかく鼻が乾燥する．痛いぐらい ・低濃度酸素しか投与できない		・O_2流量が少ない場合や，頻呼吸の場合は呼気CO_2を再呼吸してしまう ・圧迫感があるので，患者さんが自らマスクを外してしまうこともある		・このマスクでFiO_2が60％以上も必要なら，実際はNPPVやIPPVの出番．あくまでも一時的な時間稼ぎのマスクである	
O_2流量とFiO_2	O_2流量（L/min）	FiO_2（%）	O_2流量（L/min）	FiO_2（%）	O_2流量（L/min）	FiO_2（%）
	1	24				
	2	28				
	3	32				
	4	36				
	5	40	5〜6	40		
	(6)	(44)	6〜7	50	6	60
			7〜8	60	7	70
					8	80
					9	90
					10	90〜

高流量システムもあるけれど…

藍 N s ：ふ〜ん，FiO₂の値って普通のマスクだと安定しないんですね.

早川Dr：うん，逆に完全に安定した濃度（FiO₂）で酸素投与してくれるのが人工呼吸器だけど，すべての人に挿管とかして使うわけにもいかないしね.

志宇Ns：そうですね.

早川Dr：それで，この低流量システムのデメリットを克服するために考えられたのが，「**高流量**」**システム**です.

天　使：昔はベンチュリーマスクというのが有名だったわよね. 聞いたことある？

早川Dr：でも最近は，この高流量システムも使用頻度が減ってきているよ. なんででしょうか？

志宇Ns：う〜んなんでだろう？

藍 N s ：いっぱい酸素が流せるもの…あっ，ネーザルハイフローの登場ですね！！

ベンチュリーシステムのしくみ

ベルヌーイの法則とベンチュリーシステム

　劇的に普及しているネーザルハイフローは次項でじっくりお話しするとして，昔から使われているベンチュリーシステムについてもしくみは一応知っておきましょう.

　空気や水などの流体は，細い部分では流速は大きくなり，圧力が下がるという性質があります（ベルヌーイの法則，図4）. 流している酸素をギュッとしぼって，その酸素の流れを速くします. するとその周りが低圧になり，空いている側孔から空気が取り込まれて混ざり合い，設定された酸素濃度（FiO₂）になるというのがベンチュリーのしくみです（図5）. 酸素と周りの空気が高流量で流れ，患者さんの呼吸状態で左右されにくい，安定した酸素濃度の供給が可能になります.

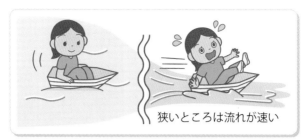

▲ 図4 ベルヌーイの法則
文献1より引用

狭いところは流れが速い

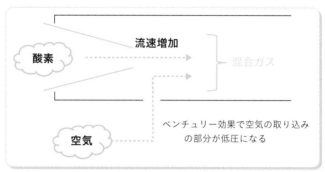

▲ 図5 ベンチュリー効果による酸素投与のしくみ
文献2より引用

ベンチュリーマスク

　ベンチュリーマスクはベンチュリー効果を使用したマスクです．コマの真んなかより指定された酸素を流し，周りから空気が取り込まれます．コマの色により，O_2流量とFiO_2が決まっています（図6）．最近はほぼみかけなくなりましたが，FiO_2を上げようとして，**コマの穴をテープで閉じるのは絶対に禁忌です**．トータルの流速が足りなくなるので，再呼吸が起きて，逆に呼吸苦が起こります．

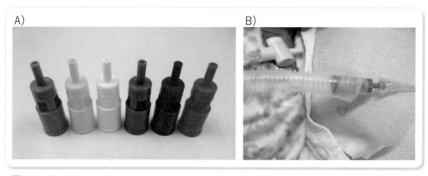

▲ 図6 ベンチュリーマスク
A) コマの色によりO₂流量とFiO₂が決まっている. 左から 青：2 L/min 24％, 黄：3 L/min 28％, 白：4 L/min 31％, 緑：6 L/min 35％, 赤：8 L/min 40％, 橙：12 L/min 50％.
B) コマの穴をテープで閉じている例. これは絶対禁忌.
文献3より引用

ネブライザー付きベンチュリー装置（インスピロン® など）

　これもコマの部分がベンチュリーになっており, 原理的には同じです. 加湿装置がパワーアップしています（図7）.

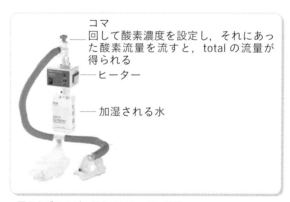

コマ
回して酸素濃度を設定し, それにあった酸素流量を流すと, total の流量が得られる
ヒーター
加湿される水

▲ 図7 ネブライザー付きベンチュリー装置
インスピロン® EZ-Water®
画像提供：Intersurgical Ltd.

酸素濃度と酸素流量

　表2の縦軸は設定されたFiO₂, 横軸は流すO₂流量でネブライザー付きベンチュリー装置の流量早見表となります.

　表のなかはそれらから得られる口元のtotalの酸素空気混合ガスの流量で, 加湿されて患者さんのマスクに届きます. 成人の吸気速度は30 L/minのため, totalの酸素

空気混合ガスの流量がそれよりも多くなっていなければいけません（網掛け部分）．**高流量だからといって，完全にすべて安定した酸素濃度や流量が得られているわけではないので，注意しましょう．**

▼ 表2 total流量早見表

酸素濃度（%）	酸素流量（L/min）												
	3	4	5	6	7	8	9	10	11	12	13	14	15
24	79	105	132	158	184	211	237	263	290	316	342	369	395
28	34	45	56	68	79	90	102	113	124	135	147	158	169
31	24	32	40	47	55	63	71	79	87	95	103	111	119
35	17	23	28	34	40	45	51	56	62	68	73	79	85
40	12	17	21	25	29	33	37	42	46	50	54	58	62
45	10	13	16	20	23	26	30	33	36	40	43	46	49
50	8	11	14	16	19	22	25	27	30	33	35	38	41
60	6	8	10	12	14	16	18	20	22	24	26	28	30

成人の吸気速度は30 L/minのため，それ以上のtotal流量が得られるようにする（ピンク網かけ部分はOK）．
例えば，FiO_2 40%，酸素流量8 L/minに設定するとtotal流量は33 L/min得られるため，>30 L/minでOKとなる．
　　　　FiO_2 を35%にするときは，酸素流量は6 L/min以上に．
　　　　FiO_2 を40%にするときは，酸素流量は8 L/min以上に．
これ以下の酸素流量だと，再呼吸が起こってしまい，呼吸苦の原因となる．

Story 5 ▶ 酸 素 療 法 の 注 意 点

早川Dr：ということで，いろいろな患者さんでたっくさん酸素療法って行われているよね？特に術後の患者さん，抜管後の患者さんではシンプルマスク4 L/minとか，鼻カニュラ3 L/minで開始して，ちょっとずつweaningしていくことが多いと思うよ．

天　使：「$SpO_2 \geqq 92$%をキープで酸素漸減実施，OFF可」って指示はよくあるわね．

早川Dr：これ自体は難しいことではないけど，逆に呼吸状態が悪くなっている患者

さんでの酸素療法は気をつけてね.

藍 N s ：SpO$_2$の100％は安心できない，呼吸不全の患者さんの酸素濃度は安定しないことがあるってことですね.

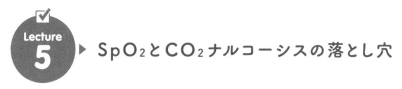

SpO$_2$とCO$_2$ナルコーシスの落とし穴

SpO$_2$の目標値

　それでは，目標とするSpO$_2$の値はいくつぐらいがいいのでしょうか？基本的には，**SpO$_2$のターゲット値は94〜98％を目安**に酸素投与，酸素流量の設定を行います．COPDなどのII型呼吸不全の患者さんは，CO$_2$ナルコーシスの危険性があるので，**SpO$_2$は88〜92％**に設定します.

怖〜いCO$_2$ナルコーシス

　CO$_2$ナルコーシスの原理は覚えていますか？普段私たちの呼吸ドライブ（呼吸をしようぜっていう刺激）は体のなかのO$_2$に反応しているのではなく，CO$_2$の蓄積によるpHの変化で行っています．正常では血液中にCO$_2$が溜まると，呼吸が強くなるのです．しかし，II型慢性呼吸不全の患者さんでは，普段から血中CO$_2$（PaCO$_2$）が高いので，脳はこれに反応しなくなってしまっています（狼と羊飼いの話みたいに）．そこでこれら慢性呼吸不全の患者さんでは，CO$_2$の代わりにO$_2$が呼吸ドライブの調整をしています．PaO$_2$が下がると呼吸が強くなり，PaO$_2$が上がると呼吸は弱くなります.

酸素の漫然投与に気をつける

　このような患者さんで，漫然と酸素を投与してPaO$_2$を上げるというのは，あえて私たちが呼吸を止めに行っているようなものです．こうなると呼吸が弱くなり，CO$_2$はさらに溜まってしまい（PaCO$_2$が100 Torrとか），意識が落ちてしまうという病態がCO$_2$ナルコーシスです．漫然と酸素投与をしていたら，意識が急に悪くなってCO$_2$ナルコーシスに陥っていたなんて経験があると思います．CO$_2$ナルコーシスの既往などが明らかな場合は当然皆さんも注意するのですが，結局のところCOPDや慢性呼吸不全の病歴がいつも明らかになっているなんてことはなくて，忘れた頃にいきなりCO$_2$ナルコーシスって起こりますよね.

　こういった意味でも患者さんのSpO$_2$を100％にしてしまうのって怖いのです．そろそろ**SpO$_2$ 100％をみたら，不安になってきませんか？**ただし，CO$_2$ナルコーシス

＝酸素投与禁忌って覚えている方が多いですが，これは正確ではありません．例えば COPDで普段からCO_2が高い患者さんで，肺炎を起こしたりして，低酸素になっちゃっているときを想像してください．CO_2の問題もありますが，低酸素の方がより危険だからです．低酸素を放置したら命にかかわるので，もうこういう場合は，IPPVや NPPV前提で酸素投与を行うしかないのです．

大切なポイント

- 通常のターゲット値：SpO_2 94〜98%
- Ⅱ型慢性呼吸不全の場合の目標：SpO_2 88〜92%

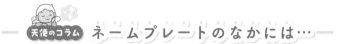

天使のコラム　ネームプレートのなかには…

　ICUナースのネームプレートに入っている，小さいポケットカードシリーズをチェックよ．

　ナース1年目の最初の頃は，病院理念や患者権利宣言などが入っているけど，だんだんと下記のものに置き換わってくるわね．

・ポータブルX線や薬剤部，ドクターなどによくかけるPHSコール表
・酸素流量とFiO_2の一覧表
・RASSなどの鎮静スケールや，CAM-ICUのスケール表など
・SOFAスコアやDICスコアなど
・ACLSなどの受講済み認定カード

　例外的に，患者さんからもらった名刺やプリクラ，シールなどがそのまま入れっぱなしになっていることも少なくないわね．

まとめ

　SpO_2とPaO_2の検査は普段何気なくみていますが，実は相互に欠点を補い合っているといえます．そのうえで，ICUではほぼ日常的に酸素療法が行われています．それぞれの酸素療法の欠点なども知ったうえで，目標とするSpO_2を考えながら，患者さんに合わせた丁寧なケアを行っていきたいですね．

文献
1）「教えて！ICU　Part2　集中治療に強くなる」（早川　桂／著），p.77，羊土社，2015
2）「教えて！ICU　Part2　集中治療に強くなる」（早川　桂／著），p.78，羊土社，2015
3）「教えて！ICU　Part2　集中治療に強くなる」（早川　桂／著），p.8，羊土社，2015

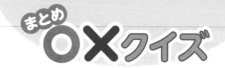

○か×で答えてください．×の場合は何が間違っているのかも考えてみましょう．

1 SpO₂ 90％のときのPaO₂は60 Torr程度である．

2 FiO₂が0.6を超えるような酸素投与を行うと，酸素毒性が問題となる．

3 健常者の吸気の流速は約100 L/minである．

4 高流量システムでFiO₂ 0.4，酸素流量を5L/minに設定した．このとき，常に成人の患者さんにとって十分な呼吸の流量を得ることができる．

5 基本的にSpO₂のターゲット値は，94〜98％程度とする．

1. ○ あわせてSpO₂ 98〜99％＝PaO₂ 100 Torrも覚えておきたいですね．

2. ○ FiO₂ 0.6で3日，FiO₂ 1.0だと1日程度で酸素毒性による肺障害が出現するといわれています．高濃度酸素は，可能な限りすみやかに下げることが望ましいです．SpO₂ 100％や高すぎるPaO₂は避けるようにしましょう．

3. × 一般成人の分時換気量を10 L/minとして，1分あたりの吸気時間0.33分で割ると，10/0.33＝約30 L/minとなります．

4. × この設定だと患者さんが呼吸できる流量は21 L/minとなります．患者さんの吸気量は30 L/minあり，再呼吸が起こってしまう可能性があります．高流量システムに送る酸素の流量をもっと上げる必要があります．

5. ○ ターゲットとしては適切な値です．何よりもSpO₂ 99％や100％をターゲットにしないようにしましょう．慢性的にII型呼吸不全がある患者さんなどは，CO₂ナルコーシスの予防のために，SpO₂のターゲットは92％以下などにすることもあります．主治医にターゲットSpO₂を確認しましょう．

5 ネーザルハイフローのいろいろ

おさえておこう！

▶ ネーザルハイフローの働きは，酸素の安定供給，解剖学的死腔のウォッシュアウトです
▶ ネーザルハイフローで準備することと，初期設定をおさえよう
▶ ネーザルハイフローはアラームのない機械であることに注意しよう
▶ 気管挿管に踏み切るタイミングは？ ROX indexなども参考に

「high-flow nasal cannula（HFNC）」「high-flow nasal oxygen（HFNO）」「high-flow oxygen therapy」などいろいろな呼称がありますが，本書では国内で定着しているネーザルハイフロー（ちなみにこれは一般名ではなく，登録商標されている固有名詞です）と呼びます．

最近増えてます，ネーザルハイフロー

 最近，ネーザルハイフローをICUで使う機会が増えてきましたね．これも高流量システムですよね．

 太い穴のネーザルカニュラから，シュ〜ってたくさんの酸素を流すんですよね？

 空気と酸素をブレンダーで混ぜた混合エア（ガス）を，最大60 L/minとかで鼻から流す方法だよ．ほら，吸気の流量って30 L/minって話したけど，それを上回る量だよね．最初にこの機械（といってもブレンダーや加湿装置のみでシンプルなものですが）をICUでみたときは何だこれっ？て思ったけど，使っているうちにその良さを感じられるようになってきたね．

ネーザルハイフローの働き①
酸素の安定供給

ネーザルハイフローのすごいところはいっぱいありますが，まず**酸素の安定供給が可能**という点があげられると思います．今までの酸素療法の低流量システムでは，患者さんの呼吸状態によって吸入酸素濃度（FiO_2）が変わってきてしまうと説明してきました．しかし，ネーザルハイフローでは患者さんの呼吸に依存せず，安定したFiO_2を提供することができます．これは今まで人工呼吸器にしかできなかったことです．人工呼吸器とちがって，PEEPをかけてあげるのは難しいですが，この酸素の安定供給ができるのはすごいメリットです（ちなみにPEEPに関してはネーザルハイフローでも得られるといわれていますが，その値は1〜4 cmH_2O程度で条件にもよる[1]ので，あまりここには頼らない方がいいと思います．おまけの1つぐらいに考えておきましょう）．

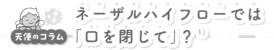

ネーザルハイフローでは「口を閉じて」？[1]

ネーザルハイフローの使用時は，口を閉じるとPEEP効果が得られるといわれているわ．実際に気道圧（正確にはPEEPではありませんが）を測定した研究では，口を閉じて40 L/minの流量だと2.58 cmH_2Oの気道圧が得られたそうよ（表1）．人工呼吸器でかけるPEEPは5〜10 cmH_2Oとかなので，全然少ないわね…

口の開閉に関しては，口を閉じている方が確かに圧は高いけど，それでもせいぜい3 cmH_2Oとかなので，まあドングリの背くらべ，本物のPEEPというにはほど遠いようね．

無理に患者さんに口を閉じてもらう必要性は低いと思うわよ．

▼表1 ネーザルハイフローの気道圧

フロー（L/min）	閉口時（cm H$_2$O）平均±標準偏差	開口時（cm H$_2$O）平均±標準偏差	P
30	1.93±1.25	1.03±0.67	.046
40	2.58±1.54	1.30±0.80	.03
50	3.31±1.05	1.73±0.82	< .001

文献1より引用

呼吸の解剖学的死腔って覚えてますか？

早川Dr：他にもネーザルハイフローの効果には，「**解剖学的死腔のウォッシュアウト**」というのがあるよ．呼吸の死腔って何だったか覚えてる？

藍Ns：死腔って，ガス交換に関与しないスペースのことです．

志宇Ns：ガス交換って肺胞で行ってるから，ということは死腔って鼻腔とか，気管支とかのことですか？

早川Dr：そうそう．**気管挿管されている患者さんは，気管チューブのなかのスペースも死腔になる**よ．それでこの死腔って解剖学的にだいたい**成人で150 mL程度**あるんだよ（試験を受ける方は，**解剖学的死腔の正常値 2 mL/kg**も覚えておこう）．

藍Ns：じゃあ一回換気量が500 mLぐらいでしたけど，そのうち150 mLはガス交換にかかわっていないんですか？

早川Dr：うん，実際に肺胞まで到達してガス交換に寄与しているのは，差し引き残りの350 mL程度なんだ．まあ正常だと500 mLのうち150 mLだから，**約30%ぐらいが1回の呼吸でガス交換に関与していない**という計算になるよ（死腔換気率といいます）．

大切なポイント

- 解剖学的死腔は成人で150 mL程度　（通常の死腔の量は2 mL/kg）
- 一回換気量が500 mLとしたら，うち150 mLはガス交換にかかわっていない（死腔換気率 150÷500 ＝ 0.3）

ネーザルハイフローの働き②
死腔のウォッシュアウト

　通常の1回の呼吸でも30%ぐらいは死腔換気，すなわちガス交換には関与していません．それほど多いとは感じないですね．でも，これが例えば呼吸不全で一回換気量500→300 mLに下がってしまっていたらどうでしょうか？呼吸300 mLのうちの

死腔量は変わらず150 mLなので、**半分ぐらいしか呼吸に関与できていない**ことになってしまいます。普通の人はこれで耐えられても、呼吸不全がある患者さんは吸った量の半分も呼吸に関与できなかったら、苦しくなってしまいます。

ここでネーザルハイフローの出番となります。このネーザルハイフローは、すっごい勢いで酸素空気の混合エアを鼻に流し込むので、鼻腔とか咽頭のなかを新鮮なエアで洗い流してくれて（ウォッシュアウト）、つまりこの**鼻腔とか咽頭の死腔をチャラにしてくれる**んです。だいたい鼻腔のスペースが50 mLほどあるといわれていますが、ここが死腔ではなくなってくれます。だからさっきの呼吸不全の患者さんで考えると、150 mLの換気量が200 mLに増えるってことになります。ネーザルハイフローは実質的に換気量を増す働きをしてくれると考えられます（図1）。

さらに**高流量でエアを肺に押し込んでくれるから、患者さんの呼吸も楽になります**。自分で吸わなくても、エアを押し込んでくれるようです。きわめてシンプルな機械ですが、まるで人工呼吸器みたいな働きをしてくれるんですね。

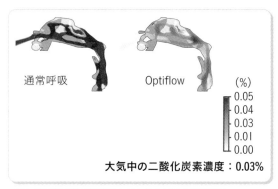

▲ 図1 呼気終末期の鼻咽頭内における二酸化炭素濃度
ネーザルハイフローによる鼻腔の洗い流しと死腔の減少。
赤色は二酸化炭素濃度（%）。ネーザルハイフロー使用時（右）では赤色が薄くなっており、鼻腔内の二酸化炭素濃度が低くなっていることがわかる。これが死腔のウォッシュアウト。
Fisher & Paykel HEALTHCARE株式会社より許可を得て作成

ネーザルハイフローの主な働き（3つ）

● **解剖学的死腔（鼻腔）のウォッシュアウト→実質的な換気量の増加**

● **高流量エアの気道・肺への押し込み→吸気のサポート，呼吸仕事量の軽減**

● **患者の呼吸に左右されない正確なFiO₂の提供**

ネーザルハイフローの副次的・おまけの働き（2つ）

● 軽いPEEP（1〜4 cmH₂Oぐらい？）

● 十分に加湿されたエア→ネブライザーみたいに排痰を促すかも

▶ ネーザルハイフローの準備

早川Dr：ネーザルハイフローの最初の準備や使い方は大丈夫かな？

志宇Ns：う〜ん，何を準備すればいいんでしたっけ？

藍 N s：鼻に装着するカニュラのサイズを選ぶのと，あとは…

天　使：他にも大事なものがあったでしょ．ほら，大量の酸素を鼻から流したら，鼻がカピカピになっちゃうじゃない！

志宇Ns：あっ，そうだ加湿器だ．

早川Dr：そうだね，鼻カニュラ（プロング）だけでなく，**加湿器の準備を忘れない**ようにね．最初の設定はどれぐらいからはじめようか？**酸素のFiO₂と流量（フロー）の2つ**を設定するんだったよね？

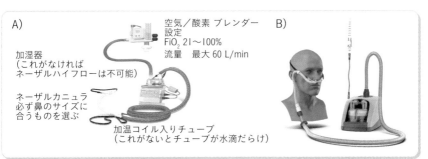

A)

空気／酸素 ブレンダー
設定
FiO₂ 21～100%
流量　最大 60 L/min

加湿器
（これがなければ
ネーザルハイフローは不可能）

ネーザルカニュラ
必ず鼻のサイズに
合うものを選ぶ

加温コイル入りチューブ
（これがないとチューブが水滴だらけ）

B)

▲ 図2 ネーザルハイフローの基本構造
A) ネーザルハイフロー
B) AIRVO™2（エアボー 2）．タービンタイプと呼ばれていて，酸素配管だけで作動可能（黄色の空気配管は不要，すなわちICU外の一般病棟でも使用可能で，最近，人気急上昇）
画像提供：Fisher & Paykel HEALTHCARE株式会社

　ネーザルハイフローの基本構造を示します（図2）．まず本体的な部分は空気と酸素のブレンダーになります．ここでは**FiO₂が21 ～ 100%，流量が最大60 L/minで設定できます**．この後，この混合エアは加湿器で加湿されていきます．**病室の配管から出てくる酸素ガスの湿度は0%**になっています（病院内に張り巡らされた配管が，錆びるのを防ぐためです）．これをこのまま患者さんの鼻に流し込んでしまったら，鼻は乾燥してカピカピ，出血して痛くなっちゃいますね．なので，この高流量エアも加湿できるように，**人工呼吸器用の性能の高い加湿器**をネーザルハイフローには付ける必要があり，これで加湿がされます．加湿がされなければ，ネーザルハイフローは不可能です．その後**加温コイル入りチューブ**を通って（ここで冷やされてしまうと，チューブに水滴が付いてしまうので），**「特別な」ネーザルカニュラ**（Optiflow™）から患者さんの鼻腔にシュ〜っと入っていきます．このカニュラの患者さんの鼻に入る部分をプロングというのですが，ここはわざと細くなるように作られています．細くなると，流速ってさらに速くなるんでしたよね？（ベルヌーイの法則，Part3_4 Lecture4参照）．スピードアップされた，エアが入っていくわけです．ですので，こ**のプロングは鼻の穴に対して小さめがいい**です．Optiflow™はプロングが非常に柔らかくできているので，あくまでも患者さんの鼻に強く当たらない程度に小さめのサイズを選択しましょう（鼻の穴とプロングに隙間があっても大丈夫です．ウォッシュア

ウトの出口になりますので).

ネーザルハイフローの初期設定について

初期設定に関しては色々な方法がありますが, 筆者はFiO₂は40％, 流量は40 L/minからはじめて, 〜50 L/min程度で使用します.

その後FiO₂は酸素化に合わせて設定していただければ結構です. ネーザルハイフローは流量を上げれば効果が高いので, 60 L/minで最大効果が得られるとされていますが, これだとガス使用量も多く, また患者さんのエア押し込まれ感も強くなってしまいます.

そこで, 40 L/minからはじめて, 必要であれば慣れてきた頃合いを見計らって50 L/minに上げます. 必要なければそのままでもOKと思います.

30 L/min　少なめの流量. 予備的, もうネーザルハイフローは不要かな？
40 L/min　標準的流量(弱)
50 L/min　標準的流量(強)
60 L/min　最大効果が得られるとされるが, ここまで必要な場合は人工呼吸器に移行した方がよいのでは…

Story 4 ▶ ネーザルハイフローの注意点

早川Dr：そんな便利なネーザルハイフローだけど, やっぱり人工呼吸器とは異なって, 注意しなければならないところがあるんだ. 僕は結構怖いなぁと思うんだけど, どんなことだと思う？

藍Ns：う〜ん, ちょっと思いつきません. 何でしょう？

天使：これは結構, 盲点かもよ. ネーザルハイフローってよく使われるようになってきたけど, これを知らないで使っている人も多いと思うわ.

早川Dr：ネーザルハイフローは, それ自体は高流量のエアを流し込むシンプルな機械で, **シンプルがゆえに「モニター・アラーム機能」がない**んだ.

Lecture 4 ▶ ネーザルハイフローはアラームが鳴らない！？

　例えば，患者さんの鼻に入っているプロングが折れ曲がっていたり，患者さんが不快で外してしまったりしていたらどうでしょう？人工呼吸器なら，回路が外れていたりしたらアラームがすぐに鳴りますね．しかし，**ネーザルハイフローはこういうことがあってもアラームが鳴らないため，患者さんのSpO$_2$が落ちてくるまで気づかれない**いこともあります（汎用人工呼吸器付属のネーザルハイフローの場合は，折れ曲がりなどによる閉塞アラームのみが呼吸器本体から出る機種もありますが）．

　あとは，最近有名になってきた，**医療関連機器圧迫創傷（MDRPU）**の発生にも注意が必要です．NPPVのマスクや，ネーザルハイフローのカニュラ，もちろん固定用のバンドなど，医療デバイスが患者さんの体に当たって圧迫創ができてしまうものです．新型コロナウイルス感染症でN95マスクとかをする機会が多かったと思いますが，このとき，耳の上や鼻の上が結構赤くなって痛くなっちゃった方も多かったですよね．**ネーザルカニューレも耳のヒモの部分や，プロングが直接強く当たっていると，たった数日で潰瘍になってしまうことがあるので注意してください**（図3）．

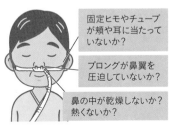

固定ヒモやチューブが頬や耳に当たっていないか？

プロングが鼻翼を圧迫していないか？

鼻の中が乾燥しないか？熱くないか？

▲ 図3 MDRPUに注意！
加温加湿器の空焚きには注意しましょう．
加湿用の水は予想より早くなくなります．
早めの交換を心がけましょう．

ネーザルハイフローで粘ってはいけない

藍 N s ：病棟で肺炎などを起こして呼吸不全に陥ってしまった患者さんがICUに入室しますけど，気管挿管をする前にネーザルハイフローをトライしようってパターンも多いと思います．

早川Dr：そうだね，どうしても気管挿管は侵襲的だし，ネーザルハイフローやNPPVを使うことで避けられるなら避けたいよね．

藍 N s ：でもネーザルハイフローを使っても，呼吸困難感が改善しない患者さんはどうすればいいんですか？どのタイミングでドクターをコールして，気管挿管に踏み切るべきなのか？このまま夜が乗り切れるのか？っていつも不安になっちゃいます．

人工呼吸器にいつ移る？
ROX indexとは

切り替えの判断にROX index

　ネーザルハイフローは便利で簡単な素晴らしい呼吸装置だと思います．そのため急速に普及している一方で，誤った使い方も増えているようです．特にネーザルハイフローは，気管挿管＋人工呼吸管理（IPPV）とは異なります．**NPPVと同じで，呼吸状態が改善しない場合は，気管挿管に踏み切る勇気が必要です．「ネーザルハイフローで粘る・頑張る」という日本語は存在しません**．ネーザルハイフローからIPPVに移行するかどうかを予測する計算式があります．**ROX index**といいます．

　ROX index ＝ SpO$_2$ ÷ FiO$_2$ ÷ RRで計算します〔例えばSpO$_2$ 92％，FiO$_2$ 0.6（60％），RR 30だと ROX ＝ 92 ÷ 0.6 ÷ 30 ＝ 約5.1 ぐらいです〕．このROXが5以下の場合は，IPPVに踏み切った方がよいのではとされています．ぜひIPPVに踏み切れないときはこの数値も参考にしてみてください．

ゴロで覚えてしまおう

　ROX index ＝ SpO$_2$/FiO$_2$/RR ＜ 5.0 ぐらいで気管挿管＋人工呼吸管理を考慮

　この頭文字を取るとS，F，Rなので「ROXさん，super frequentのrespiration（スーパー頻回の呼吸）で気管挿管」って筆者は覚えています（最近の研究では，非

COVID-19でネーザルハイフロー開始12時間後のROX＜3.85，COVID-19で4時間後のROX＜5.37の場合はそのままではダメなので，気管挿管に踏み切ることを考慮しましょうという報告もあります）.

・ まとめ ・

　ネーザルハイフローはしっかりと酸素を投与したり，解剖学的死腔のウォッシュアウトが行えるためICUでも心強いツールで，しかも非常に簡便です．ただし，急速に普及した一方で誤って使われているのも散見されます．特にネーザルハイフローはアラームのない機械であることには注意が必要です．また，あくまでもIPPVとは異なるため，ネーザルハイフローで粘るというのは危険です．注意して観察を行い，呼吸困難感が改善しない場合は気管挿管に踏み切りましょう.

文献
1）Parke RL, et al：The effects of flow on airway pressure during nasal high-flow oxygen therapy. Respir Care, 56：1151-1155, 2011（PMID：21496369）

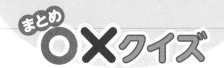

○か×で答えてください．×の場合は何が間違っているのかも考えてみましょう．

1 ネーザルハイフローの利点は，酸素の安定供給と，解剖学的死腔の
ウォッシュアウトである．

2 健常者の解剖学的死腔量は4 mL/kgである．

3 ネーザルハイフローを使用する場合は，必ず加湿器を使用する．

4 ネーザルハイフロー使用時にはMDRPUに注意する．

5 ネーザルハイフロー装着中の患者さんがSpO₂ 92％，FiO₂0.4，RR
18回/minであったため気管挿管を行う方針とした．

---

1. ○ 前述の高流量システムでも患者さんの吸気の量に影響してしまい，高濃度の酸素
を実質的に投与することはできませんでしたが，ネーザルハイフローはFiO_2 0.6など
でも酸素投与が可能です．また解剖学的死腔をウォッシュアウトすることで，呼吸仕
事量の軽減に寄与するとされています．PEEPはおまけ程度に考えておきましょう．

2. × 解剖学的死腔は2 mL/kgと必ず覚えておきましょう．成人男性で150 mL程度です．

3. ○ かなり高流量の酸素（しかも酸素の絶対湿度は0）を使用するので，ネーザルハイ
フローでは加湿は必須です．加湿器の水を絶やしてしまったり，検査に移動して帰っ
てきた後にスタートボタンを押し忘れた，などのインシデントを起こさないように注
意しましょう．

4. ○ 皆様もコロナ禍でサージカルマスクやN95マスクをするようになり，鼻頭や耳な
どが痛くなったことがあると思います．

5. × ネーザルハイフロー使用中の患者さんの気管挿管のタイミングは総合的に考えま
すが，ROX index＝92÷0.4÷18＝12.8程度であるため，このindexでは現時点ですぐ
に気管挿管を行う根拠にはならないと思います．ただし手遅れにはならないように，
気管挿管には少し早めに踏み切る姿勢が大事です．

6 肺障害を起こす病態

- ▶ コンプライアンスが低下する拘束性肺障害，気道抵抗が上昇する閉塞性肺疾患とは
- ▶ 患者さんのコンプライアンスの測定方法を知っていますか？
- ▶ V/Qミスマッチと，有効な体位変換について：体交はどっち向きがいい？
- ▶ ARDSの病態と診断基準，肺CTの特徴，腹臥位療法をおさえよう

Story 1 ▶ 肺のコンプライアンス

 呼吸の話も盛り上がってきたところで，人工呼吸管理にかかわる疾患の病態を少し勉強していこう．ちょっと難しい話かもしれないけど，絶対に役立つから．

 わかりました，頑張ります．

 私もわからないこともあるので，一緒に勉強していきましょう．

早川Dr：よし，それではまずは「**コンプライアンス**」について．

藍 N s：よく会社のコンプライアンスとか，ニュースなどで使われますよね．

早川Dr：一般用語では，コンプライアンスが高いっていうと，社会規範とか常識とかちゃんと決まりを守るみたいな意味だよね．

 ちゃんと処方された薬を患者さんが飲んでいるのかをあらわす，「服薬コンプライアンス」って言葉が使われることもあるわね．

Lecture 1 ▶ 拘束性肺疾患はコンプライアンスが低下する病態

　コンプライアンスとは端的にいうと，「肺の硬さ」のことです．「肺に1 cmH$_2$Oの圧をかけたときに広げることができる肺の換気量mL」が定義となります．**コンプライアンスが高いほど肺はしっかり膨らみますし，逆にコンプライアンスが低いと肺は硬くて膨らみにくいです**．式でいうと，換気量÷圧＝コンプライアンスで求められます．それでは，患者さんの肺はコンプライアンスが高い方がいいでしょうか？それとも低い方がいいでしょうか？**肺は柔軟でしっかりと膨らんだ方がいいから，コンプライアンスは高い方が健康な肺**ということになります．社会規範を守るのと一緒です．逆にコンプライアンスが低いとは，肺に圧をかけても膨らまない硬い肺ということです．こういうコンプライアンスが低く，硬い肺になる病気のことをひっくるめて「**拘束性肺疾患**」といいます．

　肺がガチガチだから「拘束」なんですね．**拘束性肺疾患の特徴は，肺が膨らまないので容積が低下し（肺活量＜80％），空気が入っていないので，X線では白くなってきます．拘束性肺障害を示す代表的な疾患はARDS，肺炎，肺水腫，肺線維症**などです．けっこう多くの病気が拘束性肺疾患に含まれるんですね．

Story 2 ▶ 肺の気道抵抗

早川Dr：もう1つの代表的な疾患群を，閉塞性肺疾患というよ．

志宇Ns：閉塞性肺疾患は，COPDと喘息ですね．どういう病態でしたっけ…？

早川Dr：これは，肺が硬くなってしまう拘束性肺疾患とは異なり，空気の通り道である気道が炎症によってガチガチになって狭くなってしまっているんだ．

藍 N s：気道が狭くなって，患者さんは苦しそうですよね．

早川Dr：気道が狭いので，空気を吐きにくくなっちゃう．こういう状態を「**気道抵抗**」が高いというよ．

▶ 閉塞性肺疾患は気道抵抗が高い病態

　気道抵抗が高くなると，空気を吸いにくいんじゃなくて，吐きにくくなります．吸気は呼吸筋のパワーで胸郭を広げて吸うのですが，呼気は呼吸筋で押し出すのではなくて，**肺という風船が勝手に萎んでいくだけになります．風船の出口が針の穴状態になっていたらなかなか空気も出ていかない**イメージで，ご理解いただけるでしょうか？したがって喘息発作では「吸気」ではなくで，「**呼気」にヒューヒューって音が**聞こえてきます（呼気wheeze）．ということで，**閉塞性肺疾患は息を吐く指標の1秒率（FEV₁）が＜70％未満**になります．吐きづらいから，1秒率が低下するんですね．

　まとめると，ここまでのレクチャーで覚えて欲しい代表的な疾患群は，**コンプライアンスの下がる拘束性肺疾患（肺活量＜80％）と，気道抵抗の上がる閉塞性肺疾患（FEV₁＜70％）**ということになります（表1）．そして，患者さんの呼吸仕事量が増大するのはコンプライアンスが下がるか，気道抵抗が上がるかです．呼吸仕事量が増大してきたら，いつか呼吸は疲れて破綻してしまう．すると呼吸は弱くなって（換気量が落ちて），呼吸性アシドーシスに…そうなる前に，人工呼吸器の適応になります．

▼ 表1 **拘束性肺疾患，閉塞性肺疾患**

拘束性肺疾患	閉塞性肺疾患
コンプライアンスが低い （肺が膨らまない，硬い）	**気道抵抗が高い** （息が吐きづらい）
呼吸仕事量は増大	
ARDS 肺炎 肺水腫 肺線維症	COPD 喘息 （気道分泌物・窒息）
肺活量↓ ＜80％	1秒率（FEV₁）↓ ＜70％
空気が入らないので，X線は白くなる	入った空気が出ていかないので，肺に空気が溜まってX線は黒くなる

コンプライアンスは測定できる？

藍 N s : ARDSとか肺炎とかの拘束性肺疾患は，コンプライアンスが低くなるんですね．でもそれがよくなってきているのか，悪くなってきているのかなどを日常のケアのなかで，気づくことはできるんですか？

早川Dr : **患者さんの肺が改善してきたかどうかは，胸部X線の白いところの減りだけじゃなくて，人工呼吸管理中なら，コンプライアンスを測定するといいよ．**

藍 N s : それって簡単ですか？

早川Dr : うん，人工呼吸器でいつもモニタリングされて表示されているよ．

コンプライアンスの測定のしかた

　人工呼吸管理中の患者さんは，血液ガスやX線だけでなく，コンプライアンスも毎日 check it out するのがよいと筆者は考えています．コンプライアンスには**静的コンプライアンス**（static lung compliance：Cst）と**動的コンプライアンス**（dynamic lung compliance：Cdyn）があります．どちらも一回換気量÷肺を膨らませる圧であらわせるのですが，この圧の求め方が両者で異なります（static は静止という意味，dynamic はダイナミックですので動的という意味）．

- 静的コンプライアンス（Cst）＝ 一回換気量（Vt）÷（プラトー圧－PEEP）

- 動的コンプライアンス（Cdyn）＝ 一回換気量（Vt）÷（ピーク圧－PEEP）

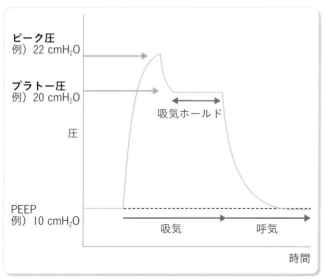

▲図1 吸気におけるピーク圧とプラトー圧

　どちらが正確かというと，静的（Cst）です．しかしCstは気流の影響を除外するために，呼吸を止めてあげないと測定できません．吸気終末に呼吸を止めたときの圧がプラトー圧です（図1）．呼吸を止めるのはかわいそうということで，呼吸を止めなくても測定できるCdynは多くの人工呼吸器に常に表示されています．どちらで測定してもいいのですが，**Cdynは気管チューブなどの影響でCstよりも低く出ます**（Cdyn＜Cst，Cdynは患者さんの実際のコンプライアンスよりも少し低めに出る）ので注意しましょう．

　コンプライアンスの正常値はおおむね50 mL/cmH$_2$Oです（10 cmH$_2$Oの圧をかけると，500 mL肺が膨らむ）．もし下がっていたらコンプライアンスの低下＝拘束性肺疾患の影響を考えましょう．

大切なポイント

- 動的コンプライアンス（Cdyn）はいつでもみれるが，少し低めに出る
- コンプライアンスの正常値は，おおむね50 mL/cmH$_2$O（10 cmH$_2$Oの圧をかけると500 mL肺が膨らむ）

体交で患者さんのSpO₂が変わる？

早川Dr：次にガス交換の障害について考えていこう．これはARDSの理解にも必要なんだけど，みんなが普段のケアで行ってる体位交換でも大事なんだ．

志宇Ns：体位交換でも大事？

早川Dr：そう，体交によって患者さんのSpO₂がよくなったり悪くなったりするでしょ．なんでそうなるか説明できるかな？

ガス交換の障害：V/Qミスマッチ

換気8 対 血流10

　吸入した酸素（FiO₂）は肺胞から，間質という部分を通って，動脈のヘモグロビンに取り込まれていきます．この換気と動脈血に関して，換気はvolumeなのでアルファベットのVであらわします．動脈を通る血流はquantity（量）でQであらわします（図2）．お見合いマッチングみたいに換気Vから血流Qに酸素を受け渡すので，その割合は1：1でもよさそうですが，実は若干血流の方が多くて，換気8に対して血流10というのが普通です．まあ予備みたいなものです．そして，このマッチングに関してはV/Q比というのがあって，正常ではVが8にQが10なので，$V/Q = 8/10 = 0.8$となります．**V/Q比は正常で0.8ぐらいです**．ここまではいいでしょうか？

V/Qバランスが崩れたら？

　何らかの影響で，例えばここで換気Vが少なくなったり，血流Qが少なくなったらミスマッチが起こります．**V/Qミスマッチ**というものです（表2）．日本語でいうと換気血流不均等．そのまんまですね．

　換気が減ってきちゃう，すなわちV/Qが下がってくるのを「**Low V/Qミスマッチ**」や「**シャント**」といいます．V/Qが0.8からどんどん0に近づいていきます．

　一方，**換気Vだけあって，血流（Q）がなくなっちゃうのを「死腔」**といいます．**死腔とは，換気はあってもそれがガス交換に寄与しないスペースのことでしたよね**（Part3_5 Story2参照）．このときの**V/Qは大きく**なります．このV/Q比にかかわる状態をしっかりと覚えておいてください．

そうそう．あとは間質という，肺胞と動脈を隔てる部分が分厚くなっちゃうという病態もあって，これを**拡散障害**といいます．

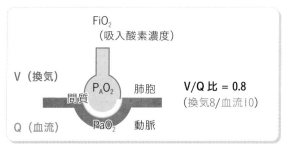

▲図2 ガス交換のV/Q比

▼表2 V/Qミスマッチと拡散障害

低酸素の原因	V/Q比	理由	例
換気血流不均等（V/Qミスマッチ）	シャント（V/Q下がる）	・換気がなくなる ・血流はある	・気道閉塞, 痰づまり
	死腔（V/Q上がる）	・換気はある ・血流がなくなる	・肺血栓塞栓症
拡散障害		・間質が分厚くなる	・肺水腫, 肺線維症

Low V/Qミスマッチ（V/Qが低い状態）とシャント（V/Qが完全に0の状態）は教科書的には区別されることが多いですが，ここではわかりやすさ優先でOK.

Story 5

無気肺のとき，体交はどっち向き？

藍 N s ：ガス交換の障害はなんとなくわかりましたけど，これが体交とどう関係するんですか？まだいまいち．

天 使：具体例で考えてみましょうよ．

早川Dr：じゃあ，リザーバーマスクで酸素8 L/minを投与，SpO₂は90％を切りそう．いよいよ酸素化がやばそうだけど，ここでX線を撮りました．結果，左肺が無気肺で白くなっちゃって，右肺は含気がある患者さんAの場合を考えてみよう（図3）．この場合はVやQはどうなっているかな？

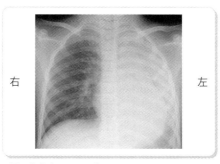

▲ 図3 患者さんAのX線

藍 Ns：左肺は無気肺でＶが少なくなっている，だからV/Qが下がってますね.
早川Dr：この患者さんAでは，どっち向きに体交すれば酸素化が改善すると思う？
志宇Ns：う〜ん，ちょっとわかりません.
早川Dr：こういうときは肺の黒い方を下，すなわちこの患者さんでは，右を下の「右側臥位」にしてあげると酸素化が改善するよ.

体交で酸素化がよくなるしくみ

　引き続き患者さんAの例で症例検討してみましょう．患者さんAの場合は，**左肺の白い方は含気（Ｖ）がなくなってシャント状態です．だからこの左肺に流れている血流Qは無駄になってしまっていますね**（血液がいくら流れていても，酸素は来ません）．そこで患者さんAの場合は，右側臥位（**右を下**）にすると左肺から右肺に重力の影響で血流がシフトしていきます．結果，もともと含気のある右肺に血流がしっかり流れて，V/Qミスマッチが改善します．あくまでも応急処置的ではありますが，結構SpO_2は上がってきますよ.

　無気肺（atelectasis，よくアテレクって呼ばれます）とは，**痰などで気道が閉塞して，その先の肺に空気が入らなくなってしまっている状態**のことをいいます．**Ｖは0なのでV/Q比は下がる病態です（シャント）**．治療としては吸引で痰を取り除いたり，場合によっては気管支鏡で吸痰してあげる必要があるかもしれません．ちなみに患者さんAの場合は右側臥位にすることで，**左気管支に溜まった「痰」が重力で落ちてきて吸痰しやすくなるドレナージ効果**も得られます（図4）．右側臥位への体交は応急

処置といいましたけど，治療もできちゃうかもしれません．体交ってすごいですね！

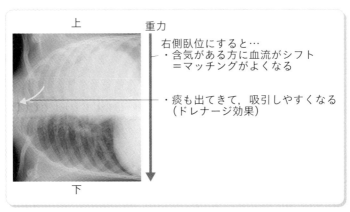

上　重力
右側臥位にすると…
・含気がある方に血流がシフト
　＝マッチングがよくなる

・痰も出てきて，吸引しやすくなる
　（ドレナージ効果）

下

▲ 図4 患者さんAの体交の向き

Story
6

ARDSの肺水腫は，心臓以外が原因

志宇Ns：ICUでは急性呼吸窮迫症候群（Acute Respira-tory Distress Syndrome：ARDS）っていう肺の病気？をよく聞きますけど，これってどんな病気ですか？

藍 N s ：これは，確か肺水腫でしたよね．心臓の心不全が原因で起こる肺水腫もよくみますけど，そうじゃない，他の原因による肺水腫．

天　使：そうそう．心臓が原因でないから，「非心原性肺水腫」ね．これがARDSよ．

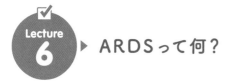

Lecture
6

ARDSって何？

ARDSの定義

　急性呼吸窮迫症候群（ARDS）ってよく聞くと思いますが，これは急性に発症したP/F ＜ 300 mmHg未満の低酸素を示す症候群です．なんか難しい名前の割には，**えっ？酸素化が悪いってだけなのって感じ**ですよね．そうなんです．ということで，こ

れは1つの病名というよりは疾患概念みたいなものです.

発症の原因は？

　ARDSはさまざまな病気をもとにして発症します．例えば，**肺炎や誤嚥，敗血症，輸血関連急性肺障害**（transfusion related acute lung injury：TRALI）**などです**．他にも重症外傷や熱傷でも発症することがあります．要は心臓以外の原因で肺水腫を起こしたら，これはARDSということになります.

　外傷や熱傷って，肺の障害とは全く関係のない病気ですよね．このARDSという疾患が発見された当初の1960年ごろ，戦争で傷ついた兵士たちが，病院までたどり着いたら急性の呼吸不全に悩まされたのです．「外傷とか，熱傷とかだけのはずなのに，なんで呼吸も悪くなるの？X線でなんで陰が出てくるの？」当時はわかりませんでした．実際は，原因疾患によって起こった強い炎症（好中球やサイトカインなど）が肺を傷害するという病態でした．何がいいたいかというと，ARDSの治療においては原疾患の治療が大事で，それを解決しないと元が絶たないので，ARDSもよくなりません.

治療方針

　すなわち，**ARDSは原疾患の治療をまず優先します．しかしそれを治すには時間がかかるので，その間は肺が悪くならないように可能な限り保護してあげるという戦略を取ります．「原因疾患を治療している間に肺保護してあげる戦略」がARDSの治療**となります．ちなみに肺保護戦略って，どうやって保護してあげるんでしたっけ？合言葉は**Low Tidal & High PEEP**でしたね．覚えていましたか？

ARDSのベルリン診断基準と新しい基準

早川Dr：ARDSの診断基準もあったけど，覚えているかな？

藍Ns：確か，ベルリンがなんとか，P/F ratioが300 mmHg以下とかなんとか.

志宇Ns：確かに担当患者さんでもよくカルテに#ARDSって書いてあるから，どうやって診断したかは私たちでもチェックしておきたいですね.

天　使：ちなみにさっきちょろっと出てきたけど，ARDSってベルリン診断基準が有名ね．これは2023年にまた新しい基準もできたから，豆知識ぐらいのつもりで知っておいてね.

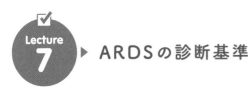

▶ ARDSの診断基準

▼ 表3 ARDSの診断基準と重症度分類

重症度分類	Mild 軽症	Moderate 中等症	Severe 重症
PaO_2/FiO_2 （酸素化能， mmHg）	$200 < PaO_2/FiO_2 \leqq 300$ （PEEP,CPAP$\geqq$5 cmH_2O）	$100 < PaO_2/FiO_2 \leqq 200$ （PEEP$\geqq$5 cmH_2O）	$PaO_2/FiO_2 < 100$ （PEEP$\geqq$5 cmH_2O）
発症時期	侵襲や呼吸器症状（急性／増悪）から1週間以内		
胸部画像	胸水，肺虚脱（肺葉／肺全体），結節ではすべてを説明できない両側性陰影		
肺水腫の原因 （心不全，溢 水の除外）	心不全，輸液過剰ではすべて説明できない呼吸不全： 危険因子がない場合，静水圧性肺水腫除外のため心エコーなどによる客観 的評価が必要		

文献1を参考に作成

ベルリン診断基準

　2012年に公表されたARDSのベルリン診断基準（表3）では，P/Fが300 mmHg以下で，それ以降はP/Fの値により重症度分類がなされます．したがって原疾患が重症だからといって，ARDSが重症になるとは限りません．あくまでもP/F ratioでの分類です．

　発症時期に関しては，原因疾患が起こってから，1週間以内です．**原因の疾患が起こったその日にARDS発症だなんてことをよく聞きますが，さすがに早すぎ**です．通常は3日程度かかります．逆に1週間以上経過して起こった肺障害は，ARDSとはみなされません．

　胸部画像は両側浸潤陰がみられます．最近は胸部CT画像を撮ることが多いと思いますので，それは後述します．

　ARDSは肺水腫を起こしているのですが，原因はあくまでも「非心原性」というのが定義となります．**心原性の肺水腫（うっ血性心不全などによる）によるものは除外**されます．

新しい診断基準

　ちなみに2023年の米国胸部学会（ATS）という国際学会で，新しいARDSの診断

基準（定義）が発表されました（表4）．人工呼吸器を使用していなくても診断ができるように，SpO_2/FiO_2（S/F）比が入ったり，PEEPではなくネーザルハイフローが追加されました．あとは肺超音波が加わったのも新しいですね．

▼ 表4 2023年　新ARDS国際基準

重症度分類	なし
酸素化	P/F ratio ≦ 300 または SpO_2/FiO_2 ratio ≦ 315 （PEEP ≧ 5 cmH_2O またはネーザルハイフロー ≧ 30 L/min）
発症時期	–
胸部画像	X線またはCT，訓練を受けた人の肺超音波で両側透過性低下
肺水腫の原因	–

文献2を参考に作成

Story 8　ARDS患者さんの画像は，腹側と背側に注目！

早川Dr：ARDSの患者さんは，画像上どういう陰がみられるんだっけ？

志宇Ns：え〜っと，さっきのレクチャーでは，**胸部X線で両側浸潤陰影**でしたね．

天　使：肺水腫では，左右両側の肺門部を中心にすりガラス影がみられるバタフライシャドウというのが有名ね．私の羽みたいなのが，左右両方の肺野にみられるのよ．

早川Dr：ARDSはあくまでも心原性ではないけれども，肺水腫ではあるので，両側の陰がみられるね．最近はX線だけでなく，CTも撮影される機会が増えてきていると思うけど，ARDSのCTはどうなっていると思う？

藍 N s：CTではX線よりも，もっと全体を細かくみることができますね．どういった陰影になるんでしょうか？

早川Dr：ARDSの胸部CTでは，患者さんの**腹側と背側で異なる**浸潤影がみられるよ．

ARDSのV/Qミスマッチと胸部CTの特徴

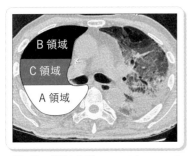

▲ 図5 肺の背側と腹側でのV/Qミスマッチ
重力によって，空気は腹側（B領域）に，血流は背側（A領域）に移動するため，同じ患者さんの肺のなかでもV/Qは異なっている．

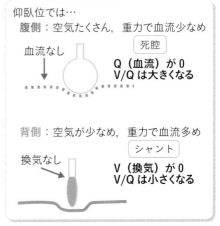

▲ 図6 仰臥位では腹側と背側でV/Qが全く異なる

　ARDS患者さんの肺のCTは，こんなふうにみえます（図5）．腹側は黒いけど（B領域），背側は白く（A領域）なっていますね．ICUの患者さんはベッド上で仰臥位でいることが多いため，**空気は腹側に，背側は肺が潰されていて含気がなくなってしまっているのです．**

　一方で，**血流Qは重力で背側に多く**行ってしまいます．そうなると，前回勉強した換気血流不均等が腹側・背側で起こります．このような画像の肺では，腹側は換気Vがたくさんあって，血流Qが少ないので，V/Qは大きくなる死腔状態，一方で背側は換気Vが全然なくて，血流Qが多いので，シャント状態になってしまっています（図6）．これが治療を難しくしている1つの要因なのですが，ARDSの患者さんの肺では腹側と背側で全く異なる病態・障害が起きています．

　ARDSの患者さんの肺は，実際にV/Qがマッチした領域が狭く，その正常領域はごくごく小さくなっています．そのためARDSの患者さんが呼吸できる領域はまるで赤ちゃんの肺のように小さいということで「baby lung（赤ちゃん肺）」と呼ばれます．

大切なポイント

- 正常なV/Q＝0.8
- ARDS患者さんの肺（仰臥位）

  腹側→過膨張（空気たくさん，血流少なめ），V/Qが大きい（死腔状態）

  背側→無気肺（空気なし，血流多め），V/Qが小さい（シャント状態）

Story 9
人工呼吸管理の限界
→腹臥位療法やECMOを考えよう

早川Dr：こんな状態では，人工呼吸器で肺を保護する換気をしてあげたいけど，実際はなかなか難しいんだよ．

藍 N s ：Low Tidal & High PEEPでも難しいんですか？

早川Dr：**人工呼吸器って，腹側と背側でかける圧力を変えることはできないでしょう？** 腹側も背側も同じ力で空気を送るんだけど，ARDSみたいなこういう患者さんの場合は，**腹側は簡単に広がってむしろ過膨張になってしまうし，背側はいくら圧をかけても広がらないみたいな…**

志宇Ns：じゃあ，どう呼吸設定しても肺を傷つけてしまう結果になってしまうんですね．

早川Dr：そう．軽症なARDSの場合はそれでも乗り越えられるけど，さすがに重症ARDSの場合はちょっと厳しいよね．人工呼吸器管理の限界というか…

藍 N s ：困りますね．何か方法はないんですか？

早川Dr：そうだね．なので最近は人工呼吸管理だけで厳しい場合は，他の方法，具体的には腹臥位療法（prone position）やECMOなんていう治療法が注目されているよ．

How to腹臥位療法　カギは時間と人数

　腹臥位療法は，シンプルに腹臥位にして換気血流不均等を改善させ，人工呼吸器の強い設定に頼ることなく，患者さんの原疾患が治るまでの時間を稼いでくれるすばらしい治療法です．**V/Qを改善させて酸素化をよくするだけでなく，背側に溜まっていた喀痰などの排泄（ドレナージ）効果や肺コンプライアンスの改善も得られます**．

　ARDS診療ガイドライン[3)] にもあるように，長時間行うことで効果が得られるため，**1日12時間以上は腹臥位を行いたいところ**です．慣れてきた施設では，**図7**のように日中は仰臥位で処置などを行い，準夜帯から深夜帯にかけて腹臥位を行うことで16時間の実施が可能です（0時ごろに背抜き，ここでは腹抜き？を行います）．

　理想的な体位交換の人数は，頭側のリーダー1名（気管チューブ管理），人工呼吸器管理1名（臨床工学技士），左右に2名ずつの合計6名が必要です．実際は，こんなに人数を集めるのは難しいことが多いですが，みんなで練習して慣れてくれば3〜4名ほどでも実施可能です（頭側の1名は必須）．人数がどうしても集まらないという場合は，完全な腹臥位ではなく135°の前傾側臥位でもある程度有効なはずですから，無理はせずに安全第一でいきましょう．

　いずれにしても，夜勤のナースの人数は少なくなるので，**体交には医師や臨床工学技士も含めたチームの協力が不可欠**です．

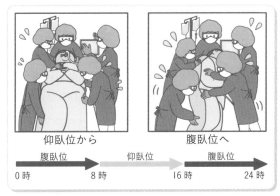

仰臥位から　　　　　　　　腹臥位へ

腹臥位　　　　　仰臥位　　　　　腹臥位

0時　　　　　　8時　　　　　16時　　　　　24時

▲ **図7 体位交換**

まとめ

　看護ケアを行っていくには，やはり病態についても学んでおくことは必要です．といっても病気ごとの細かいことを覚えるのではなく，人工呼吸器を必要とするような病気にはどのようなものがあって，どうして起こるのかの全体像をつかんで欲しいなと思います．何のためにこの様なケアを行っているのかを知っておかないと，日々の体交が疲れるだけの作業になってしまいますが，病態の知識があると，その必要性の理解に非常に役に立ちます．

　最近は腹臥位療法というちょっと変わった治療法も広く行われるようになってきました．腹臥位療法は大変ですが，特別な機械などに頼らないでもすむところが素晴らしいと思います．安全に腹臥位療法を実施できるようになるためには，シミュレーションや日々の練習が必要ですよ．

文献

1) Ranieri VM, et al：Acute respiratory distress syndrome: the Berlin definition. JAMA, 307：2526-2533, 2012（PMID：22797452）
2) Matthay MA, et al：A new global definition of acute respiratory distress syndrome. Am J Respir Crit Care Med, 2023（PMID：37487152）
3) 日本集中治療医学会, 他：ARDS診療ガイドライン2021．日集中医誌, 29：295-332, 2022

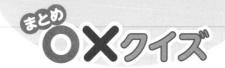

○か×で答えてください．×の場合は何が間違っているのかも考えてみましょう．

1 拘束性肺障害とは，コンプライアンスが低くなり，肺が硬く膨らみにくい．肺炎や肺水腫が代表的な疾患である．

2 閉塞性肺障害は，気道抵抗が高くなり，息が吸いにくくなる．COPDや喘息が代表的な疾患である．

3 コンプライアンスとは，肺に1 cmH$_2$Oの圧をかけたときに広げることのできる肺の換気量のことであり，正常値は15 mL/cmH$_2$Oである．

4 ARDSでは患者さんの腹側はV/Qが小さく，背側ではV/Qが大きくなる．

5 腹臥位療法は日中8時間程度実施することが望ましい．

1. ○ 他にもARDSなどが代表的で，肺が膨らまず空気が入らないので，X線では白くなることが多いです．

2. × 気道抵抗が高くなると，息が吐きにくくなります．呼気は延長します．

3. × コンプライアンスの定義は合っていますが，正常値は50 mL/cmH$_2$Oです．例えば人工呼吸器で10 cmH$_2$Oの吸気圧に設定する（例えばPEEP 5, PC圧10など）と，正常では一回換気量は500 mLとなります．コンプライアンスが15 mL/cmH$_2$Oだと同設定では150 mLしか換気量が入りません．後者は異常に肺が硬い状態です．

4. × 腹側は換気（V）が大きくなり，背側では重力で血流（Q）が大きくなります．したがって腹側はV/Qが大きく，背側はV/Qが小さくなる，というのが正解です．

5. × 腹臥位療法は，ガイドライン上は1日12時間以上の実施が推奨されています．

Part 3 呼吸

7 ECMOについて 肺を治すのは患者さん自身の力

おさえておこう！

- ▶ ECMOの用語 VVとVAについて整理しよう
- ▶ どんな患者さんにECMOを導入する？
- ▶ 導入が決まったら，最初にカニューレを選ぼう
- ▶ 人工呼吸器とECMOの設定，ECMO中はSpO₂ではなくSvO₂をみよう
- ▶ ECMO最大の敵は感染と出血です

Story 1 ▶ 腹臥位でもダメなら，ECMOの出番

重症なARDSの患者さんでは腹側と背側で肺の状態が異なるから，腹臥位療法が有効なんですね．

本当は，無重力の宇宙で治療ができればこんなことは起きないんだろうけど，地球上で治療する以上は重力があるからしかたないわよね．完全に自動で腹臥位にしてくれるベッドとかが開発されれば，みんな嬉しいんでしょうけど．

自動腹臥位ベッドはあることにはあるけど，全国に普及するまでには至っていないね．

まあ腹臥位療法は実施してみると，酸素化が改善したり，すごいんだなあと思います．でも，この腹臥位療法でも改善に乏しい呼吸不全は，次はどうすればいいんですか？

志宇Ns：やっぱり，最終手段はECMOですかね．

まずはECMOの用語の確認から

　ARDSについて，Low Tidal & High PEEPの呼吸管理，腹臥位療法などの治療法を学んできました．それでもさらに呼吸状態が悪くなってしまった場合はどうするのでしょうか？その場合はECMO（extracorporeal membrane oxygenation：体外式膜型人工肺）の出番です．

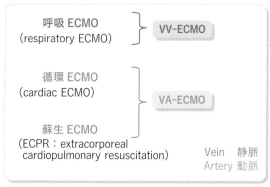

呼吸 ECMO
(respiratory ECMO) 〕 VV-ECMO

循環 ECMO
(cardiac ECMO) 〕 VA-ECMO

蘇生 ECMO
(ECPR：extracorporeal
cardiopulmonary resuscitation)

Vein　静脈
Artery　動脈

▲ 図1 ECLSの分類

　まず用語の確認です．経皮的心肺補助（percutaneous cardiopulmonary support：PCPS）は主に日本のみの用語で，最近は使用されなくなってきました．ECMOにはELSO（the extracorporeal life support organization：エルソと呼ぶ）という学術団体があります．そこではECMO全般のことを**体外式生命補助（extracorporeal life support：ECLS）**といいますので，これを正式名称にするのがよいです．ECMOは呼吸補助を目的とする場合と，循環＋呼吸の両方を補助する場合に分けられます．前者は**呼吸ECMOと呼ばれ，VV-ECMO（静脈脱血−静脈送血）**になります．後者は**循環ECMOと呼ばれ，VA-ECMO（静脈脱血−動脈送血）**になります．心肺停止（CPA）の際に超緊急で導入するECMOはVA-ECMOですが，特別に**蘇生ECMO（ECPR：extracorporeal cardiopulmonary resuscitation）**と呼ばれます（図1）．

ECMOは全員にやれません…

早川Dr：ECMOのすべてを学ぶにはそれだけで1冊の本になっちゃうので，今日は基本的なことを勉強しよう．まずはECMOの適応についてだけど，どう思う？どういうときにECMOを導入しないといけないかな？

藍Ns：重症なARDS患者さんが適応になりますよね．重症ARDSの定義はP/F＜100でしたね．

天　使：うん，それは正しいんだけど，P/Fが100を切ったからといって，全員にECMOを実施するわけではないでしょ？ECMOは結構患者さんにも負担の大きい治療法ですからね．

志宇Ns：じゃあ，他の治療法でも呼吸状態がなかなか改善しない重症のARDS患者さんが適応ってことでしょうか？

ECMOの適応
どんな患者さんにECMOを導入する？

ECMO導入のタイミングは？

　今までLow Tidal & High PEEPや，腹臥位療法を学んできました．これをやってみても呼吸が厳しい重症ARDSの場合は，ECMOの適応になります（図2）．でも難しいのはそのタイミングです．導入が遅すぎても早すぎてもダメなんですが，どれぐらい腹臥位療法をやってみてからとか，厳密な時間の基準がありません．

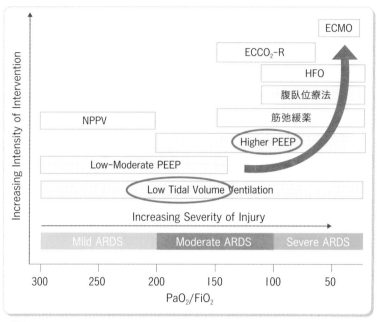

▲ 図2

Low Tidal & High PEEPでも重症化. 腹臥位療法それでもダメならECMOの出番.
文献1より引用, 赤い囲み・赤矢印は著者が追記

EOLIA trialの導入基準

　本当に呼吸が悪い患者さんは早くECMOを回してあげた方がよさそうですし, で
も全部早くはじめちゃうと, 本当はECMOが不要な患者さんにも回してしまうこと
になってしまいます. 過去に重症ARDSに対してECMOの有用性を検討したEOLIA
trialという有名な研究があり, そこでの導入基準が参考になります (表1). ここで
は頑張って治療をしても3時間以上P/Fが50未満, 6時間以上P/Fが80未満と改善
が乏しかったらECMOが適応になると考えました. そこで, EOLIA trialでは重症
ARDSにECMOの有用性を検討しましたが, 結果的には有意差は出ませんでした.
本当にこの導入基準がよいのかはわかりません. あくまでも参考ということで.

ECMO導入の注意点

　**注意すべきなのは, 人工呼吸器が導入されてから7日以上経過していると, すでに
肺が線維化といって不可逆的にダメージを受けてしまっていることがあるので,
ECMOを導入しても改善しないことが多い**とされている点です. 特に, 他の病院か
ら転院されてきた患者さんとかで, 転院前から長期間人工呼吸器がついていた患者さ
んには注意が必要です. 現時点でECMOに関してはこうなったら絶対導入とか, こ

れは絶対禁忌とかそういうのがあるわけではありません．総合的に判断しないといけ
ないので，できれば複数のドクターとナースでディスカッションして導入を決めるの
が適当かなと思います．

▼ 表1 EOLIA trial

導入基準
1）PaO$_2$/FiO$_2$ ratio ＜ 50 が 3 時間以上持続
2）PaO$_2$/FiO$_2$ ratio ＜ 80 が 6 時間以上持続
3）pH ＜ 7.25 かつ PaCO$_2$ 60 mmHg 以上が 6 時間以上持続

除外基準として
● 人工呼吸器 7 日間以上，慢性呼吸器疾患の既往，不可逆的な中枢神経障害，カニュー
　レが安全に挿入できない　など

文献2を参考に作成

ECMOの導入が決まったら

藍 N s ：ECMOがどういう患者さんに向いているかはまだわからないから，導入に
　　　　関してはよく考えないといけないんですね．

志宇Ns：それで，ECMOの導入が決まったら，最初に準備をすることはなんですか？
　　　　もちろんICとかは必要でしょうけど．

早川Dr：うん，いい質問だね．ECMOは体外循環装置なので，すごい太い管で大量
　　　　の血液を引いて行うものだよね．この管を「カニューレ（cannula）」とい
　　　　うんだけど，まずはそれを患者さんに入れる準備をしないとね．

▶ ECMOの構造をみてみよう

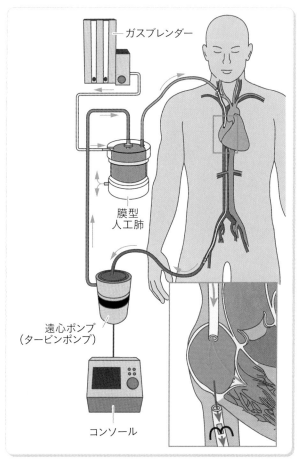

ガスブレンダー

膜型
人工肺

遠心ポンプ
（タービンポンプ）

コンソール

◀ 図3 VV-ECMOの模式図
文献3より引用

　ECMOはまずカニューレ（本当の発音は**カ**ヌラと呼びます．ちなみにお菓子はカ
ヌレ．）という太い管を静脈に入れ，そこからポンプで大量の血液を引き出します．
透析だと引く血液量は100 mL/minぐらいですが，ECMOでは4,000 mL/minなどに
なります．すごい多い量ですね．そしてその引き出した血液を人工肺（oxygenator）
で酸素と二酸化炭素にガス交換し，それをまたカニューレという太い管で静脈か動脈
に送り返します．ポンプの回転数（流量が規定される）を調整したり，アラームが付
いている本体のことをコンソール（console）と呼びます（図3，表2）．

▼ 表2 VV-ECMOの構成

①カニューレ（cannula）

②ポンプ（pump）

③人工肺（oxygenator）：ガス交換を行う（酸素を付加し，二酸化炭素を除く）ブレンダーが付いている

④本体（console）：ポンプの回転数（流量）を調整したり，アラームやモニターが付いている

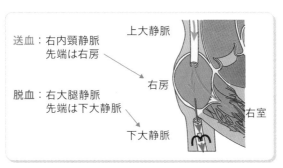

▲ 図4 VV-ECMOの送血・脱血経路
文献3より抜粋して引用，コメントは筆者が記載.

　一般的な**VV-ECMOの場合，脱血は右大腿静脈より，送血は右内頸静脈より行い**ますので，カニューレもそこに留置します（右－右なのは，患者さんの体の上を管がまたがないようにするためです：図4）．VV-ECMOの場合は体格にもよりますが，血液流量（フロー）は4.0 L/min以上は必要です．この**流量は主に脱血カニューレの太さで決まりますので，最初から太めの管を留置することが大事**です．後から入れ替えるのはとっても大変なので.成人の場合は最低22 Frぐらい，できれば25 Frが必要です（人にもよるけど，小指や人差し指ぐらいの太さ）．これぐらいまでであれば，穿刺で経皮的に挿入することが可能です（カットダウン不要）．カットダウンは後述する出血性合併症が増えますので，できる限り避けたほうが望ましいです.

大切なポイント

- VV-ECMOの血液流量（フロー）は最低でも4.0 L/min以上は必要
- フローは主に脱血カニューレの太さで規定される
- カニューレの太さは，成人の場合で22～25 Frが必要

驚きの事実が判明！ ECMO導入後の管理で大切なこと

Story 4

肺が治るのに大切なこと

早川Dr：さて，ECMOの適応や最初のカニューレについて学んだうえで，この後は実際の管理や合併症の注意点について学んでみよう．

まず，ECMOってどんな治療法だっけ？

志宇Ns：え〜っと，肺の代わりにECMOがガス交換を行ってくれます．

早川Dr：そうだね．肺が障害を受けていると（例えばコンプライアンスがすごい低くて硬い肺），呼吸を保つためには人工呼吸器で強い圧をかけたりしなきゃいけないよね？でもそうすると，肺が傷ついてしまう．

藍 Ns：それを人工呼吸惹起性肺傷害（VILI）と呼ぶんでしたね．

志宇Ns：そんな状態では，とても肺保護換気なんてできないですね．

早川Dr：だからその呼吸を，ECMOで肩代わりしてあげるんだよね．すなわち**ECMOとは「肺のガス交換を肩代わりすることで，人工呼吸器のサポートを下げて，VILIを予防し，肺保護をすることで，肺が自然に回復することを促す」**治療法だね．大事なのはどこだと思う？

志宇Ns：人工呼吸器のサポートを下げることですか？

早川Dr：大事なのは，**肺が治るのは患者さん自身の力によるってこと**．われわれは，人工呼吸器で肺を傷つけないようにして，その患者さんの回復力をサポートしてあげよう．

ICUの天使…

天　使：そうそう．ICUって病棟ではね，回復の主役は患者さん自身なのよ．

藍 Ns：あれっ？志宇さん，今何かいいました？

志宇Ns：いえ，私は何もいってないですよ．何か聞こえたんですか？

藍 Ns：今，何か懐かしい声が聞こえたような…

天　使：…（そわそわ）

早川Dr：それって…もしかして，「ICUの天使」じゃない？いつもICUで，新人ナースにアドバイスをくれるっていう．先輩ナースに成長すると，だんだんとその声は聞こえなくなってくるっていうけど．

志宇Ns：私は以前から困ったときに，アドバイスの声が聞こえていましたよ．アイ

デアが湧いてくるというか．天使がいたんですか？

藍 Ns：そういえば，私も新人の頃はそんなことがあったような…

天　使：私はいっつもここにいて，みんなのことを見守ってるわよ．夜な夜なアル
　　　　綿を半分にちぎって，準備をしているのもこの私よ！

藍 Ns：ええっ？

Lecture 4 ▶ 人工呼吸器とECMOの設定について

　ECMOを導入したら，ガス交換は患者さんの肺ではなく，ECMOが代わって行ってくれますので，まずは呼吸器の設定を下げてあげます．高いFiO2や強い圧のままだと，肺が傷ついてしまうからです．具体的には，人工呼吸器の設定はECMO導入後FiO2 0.4，PEEP 10 cmH2O，**呼吸回数10回/min，換気圧10 cmH2O**に下げます．10 – 10 – 10で覚えやすいですし，筆者は偶数が好きだからです．

　次にECMO側の設定についてです．人工呼吸器では，「酸素化」はFiO2とPEEP，「二酸化炭素」は換気量（RRと吸気圧）が規定していましたね．**ECMOの場合，「酸素化」は血液流量（フロー，だいたい回転数の横の数値），「二酸化炭素」はガス流量（ブレンダーやコンソールに表示されている）が規定しています．**酸素化を上げたい場合はブレンダーから流すFiO2を上げるのではなく，血液流量（フロー）を上げる必要があります．通常，血液流量は4.0 L/min以上，ガス流量は血液流量と同じぐらい（ここでは4.0 L/min）を流してあげます．

　ECMOでサポートしているとはいえ，人工呼吸器の設定をそんなに下げたら，SpO2とか下がってしまうのでは？と不安になるかと思います．たしかにみかけ上はSpO2が80％になってしまうこともありますが，ECMO下ではちゃんとサポートしてくれているから条件付きで大丈夫です．

▶ ECMOではSvO₂をみよう!

藍 N s ：条件？じゃあ条件が大丈夫なら，SpO₂が90％とかを切っちゃっても大丈
夫なんですね.

早川Dr ：うん．VV-ECMOの場合，ちゃんと回っているときはSpO₂の値があまり参
考になりません.

志宇Ns ：SpO₂がみれないって不安ですね.

早川Dr ：そのかわり，ECMOではSvO₂というのが指標になるよ.

▶ SvO₂が下がったら?

血液流量フローが大事

　SpO₂のかわりに酸素化などの指標になるのが，**混合静脈血酸素飽和度**（mixed
venous oxygen saturation：SvO₂）です．ECMOのカニューレは右房や下大静脈など，
静脈に入っているので，そこのサチュレーションが常時チェックできます．体の酸素
が本当に足りなくなってしまっているときはこのSvO₂が下がってきます．動脈血酸
素飽和度は動脈なので98％とかが正常値でしたが，静脈血は70％以上ぐらいが正常
値です．このSvO₂の値が70％を切ってきたら注意信号です（図5）.

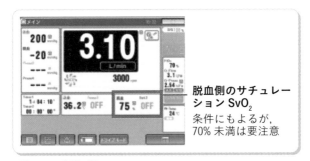

**脱血側のサチュレー
ションSvO₂**
条件にもよるが，
70％未満は要注意

▲ 図5 SvO₂表示の例

SvO2が下がってきたら？

　もしSvO2が下がってきたらどうしましょう？それでも，人工呼吸器の設定を上げたりしてはいけません（肺を休ませるのが目的なので）．その場合は，ECMOの**血液流量（フロー）**がしっかりと出ているか，**Hb（ヘモグロビン）値**が保たれているかをチェックしてみてください．

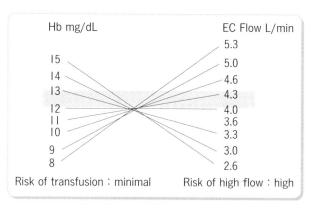

Hb mg/dL

15
14
13
12
11
10
9
8

EC Flow L/min

5.3
5.0
4.6
4.3
4.0
3.6
3.3
3.0
2.6

Risk of transfusion：minimal　　　Risk of high flow：high

▲ 図6 ECMOにおける至適Hbと血液流量フローの関係
Typical 80 kg adult：total O2 support 240 cc/min
文献4より引用

　Hb値チェックの参考として，ELSOのRed BookというECMOの教科書に書いてある，基準表を提示します（図6）．**血液流量が4.0 L/minのときは，Hbは12 mg/dLと少し高めに保ちます**．

　もし血液流量が3.0 L/minしか得られない場合は，Hbが14 mg/dLも必要になってしまい，あまり現実的ではありません．そのためVV-ECMOでは，やはり血液流量（フロー）が大事になってきます．

　ちなみに，SvO2が下がったときは鎮痛・鎮静が浅くなってしまい，酸素消費が増えてしまっている可能性もあります．フローとHb以外にも鎮痛・鎮静も見直しましょう．

大切なポイント

- SpO2が低くても大丈夫なECMOの条件
  ＝血液流量（フロー）とHb値が保たれていること

フローを出す(陽圧をつくる)ためのコツ

● ベッドを上げる
● ポンプを一番下にする

このようにベッドとポンプの間に自然落差をつけてあげることで，重力により脱血陽圧をつくることができます．安全管理上も，またフローの観点からも重要です．ぜひ実践してみてください(図7)．

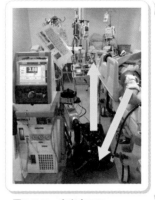

▲図7 フローを出すコツ

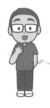

Story 6 ▶ ECMOのコツは合併症を起こさないこと

藍 Ns ：天使さんって，もしかして私が新人のころからずっと見守っていてくれたんですか？

天 使 ：もちろん，あなただけをずっとみていたわけではないけど．私はICUにいるみんなの味方よ．

藍 Ns ：じゃあ，私のボールペンがなくなったのもあなたの仕業？

天 使 ：まあ，そういうこともあるわね…ごめん，ごめん．でもエコー装置を病棟に勝手にもち出しちゃうドクターよりはマシでしょ．

藍 Ns ：じゃあ，今回もこの勉強会を見守ってくれてたんですね．

天 使 ：それは単におもしろそうだったからね．引き続き参加させてもらうわよ．

志宇Ns ：メンバーが多い方が勉強会も楽しいですね！

早川Dr ：それでは最後に，ECMOの管理で一番重要なポイントを説明していくよ．それは合併症について．ECMOが上手くいくコツは，この合併症を起こさないことに尽きるんだ．

Lecture
6

ECMO 最大の敵　感染と出血

　ECMOは，患者さんの肺を守ってあげるためにガス交換を肩代わりします．あくまでも肺を回復させるのは患者さん自身の力です．そのため，我々が必ずすべきことは，ECMOの管理中にその合併症を起こさないことにあります．守りに徹するのが大事です．

　ECMOの最大の合併症，敵は感染と出血（あとせん妄）になります．

①感染

　カニューレを挿入する治療のため，カニューレ感染を起こし得ます．カニューレ刺入部から感染することが多いとされますが，脱血カニューレは鼠径部にあるため不潔になりやすい部位でもあります．万が一，MRSA菌血症などを起こすと，その菌はカニューレに付着し，抗菌薬ではなかなか消えません．カニューレの入れ替えは容易にできないし，もし頑張ってカニューレを入れ替えても，残っていたMRSAなどがまた数日でカニューレに付いてしまい，本当に致命的になり得ます（そのため，海外ではバンコマイシンの持続投与などが行われることもあります）．**ECMOのカニューレ刺入部だけでなく，別のCVカテーテルや，尿道カテーテルから菌が侵入することも**あります．いつも以上に院内感染の予防に注意を払うべきです（クロルヘキシジングルコン酸塩を含有した透明ゲルパッド付きドレッシング，3M™ テガダーム™CHG ドレッシングも有効かもしれない）．

②出血

　ECMO管理中は，**凝固防止のためにヘパリンでAPTTを基準値の1.5 ～ 2.0倍**にします．通常のECMO開始当初は，APTTを1日4回程度採血して調整します．このためカテーテル刺入部からは出血しやすく，最初にメスで切開しないなどの配慮が必要です．**本当にわずかなじわじわとした出血でも安易に考えてはいけません．**筆者は，カニューレ穿刺時はしっかりとした縫合と，サージセル® のワタワタ（綿型）などを使用して確実な止血を心がけています．夜中であってもウージングなどがある場合は，ドクターに止血を依頼しましょう．

合併症を起こさないために

　感染と出血，両方に大事なのは，不要なカテーテルやトロッカーを入れないことにあります．普段であれば入れておくCV，胸水や脱気のためのトロッカーなどECMO

中はやめておいたほうが無難です.

　またECMO導入当初は，鎮痛・鎮静をしっかりと行いますが，導入から**数日した**
ら（早めに気管切開をすることが多いです）鎮静を下げて，リハや栄養を強化します.
これはawake ECMO（覚醒ECMO）と呼ばれます．この状態で頻呼吸にならなければ，
ECMOはかなり成功といえます．**不要な鎮静を続けると，せん妄を発症し予後を悪**
化させますので，注意しましょう．毎日鎮静中断などで意識を評価することも大事で
す.

大切なポイント

ECMOを成功させるには

● 医原性の害を最小限に

　　→出血，感染，せん妄など

● 人工呼吸器の設定を上げない

　　→FiO_2 0.4，PEEP 10 cmH_2O，RR 10回/min，換気圧 10 cmH_2Oに設定

　　高いFiO_2，高い換気圧は肺が傷つく

いつもの治療を改めて見直しましょう.
　・そのカテーテルは必要ですか？
　・その胸水を抜く必要はありますか？
　・その気胸を脱気する必要はありますか？
　・無理に換気をする必要はありますか？

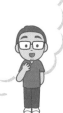

> **まとめ**

　重症ARDS治療の最後の砦であるECMOについて概説しました．しかしあくまでも肺を治すのは患者さん自身の力です．ECMOを成功させるには，2つのポイントがあります．出血や感染などECMOの合併症を起こさないこと，それから人工呼吸器の設定は無理に上げないということです．でも，この考え方ってICUでのケアや治療全般にいえることです．あくまでも病気を治すのは患者さん自身の力であり，手術も薬剤もその一側面でしかありません．ICUでの看護ケアは，その患者さんの治る力を最大限にサポートする取り組みです．ICUでの治療の主役は患者さんと看護にあるといえるかもしれません．普段の看護ケア，引き続き自信をもってかつ安全に行ってください．

文献

1) Ferguson ND, et al：The berlin definition of ARDS：an expanded rationale, justification, and supplementary material. Intensive Care Med, 38：1573-1582, 2012（PMID：22926653）
2) Combes A, et al：Extracorporeal membrane oxygenation for severe acute respiratory distress syndrome. N Engl J Med, 378：1965-1975, 2018（PMID：29791822）
3) Brodie D & Bacchetta M：Extracorporeal membrane oxygenation for ARDS in adults. N Engl J Med, 365：1905-1914, 2011（PMID：22087681）
4)「Extracorporeal Life Support：The ELSO Red Book, 5th edition」（Laurance L , et al eds），Extracorporeal Life Support Organization, 2017

（参考）表3に緊急事態の蘇生ECMO（ECPR）の際の物品の出し方・順番について記載しておきます．筆者が使用しているものです．必要な物品は急には出せないので，あらかじめ準備をしておくことが大事です．

▼表3 ECPR物品・手順チェックリスト

医師	看護師
清潔操作	
・術者2人はプリコーションを行う ・ガウン，キャップ，ゴーグル，滅菌手袋各2個 ・滅菌オイフ 1枚で，物品用の清潔野をつくる ・滅菌膿洗カップ 1個＋滅菌大綿球 2袋にイソジンをなみなみと入れる ・滅菌鑷子 2本で消毒 ・穴あき滅菌オイフ大 2枚，滅菌オイフ大1枚で術野清潔野をつくる ・滅菌膿盆 1個（針やメスなどを可及的に入れておくため） ・エラスター針 4本，ロックなしシリンジ5 mL 4本，4つ折ガーゼ適量	・CPR・記録を継続 ・大きめの台をもってくる ・患者さんの足下に吸水シート敷いておく ・臨床工学技士（CE）を呼ぶ ・回路のプライミングを開始する ・ヘパリン生食1,000 mL A（動脈）ラインの準備 ・放射線科ポータブルX線を呼ぶ（基本終了時に撮影だが，途中で撮影することもあり，早めに来てもらう） ・カニューレを出す（CE管理だが，間違えたカニューレを出さないようにチェックする） ・ECPRの際の基本はキャピオックス® 経皮カテーテルキット（X）脱血（青） 21 Fr or 19.5 Fr 送血（赤） 16.5 Fr
カニュレーション	
・カニューレのセットを出す ・尖刃 1本，再度4つ折ガーゼ適量 ・ECMO用滅菌鉗子 1セット	・必要時 血ガスセット
エア抜き	
・滅菌膿洗カップ 1個，中に生理食塩水 ・50 mLロック付きシリンジ 2個	
ECMO回転開始	
止血・縫合固定	
・縫合セット 1個，角針4号 1個，0号ナイロン縫合糸 3個でカニューラ縫合 ・フィルム 6枚 でドレッシング（クロルヘキシジンゲル付きフィルムもよいかも）	・ハイポアルコールで脱イソジン ・エラストポア等で固定

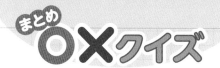

まとめ○✕クイズ

○か✕で答えてください．✕の場合は何が間違っているのかも考えてみましょう．

1 蘇生ECMO（ECPR）とは緊急で行うVV-ECMOのことである．

2 EOLIA trialでは，人工呼吸管理を開始して7日以上経過しても改善しない呼吸不全の症例がVV-ECMOの適応とされた．

3 VV-ECMOの流量は，脱血カニューレの太さで規定される．

4 VV-ECMOでは血液流量（フロー）が十分にあり，Hb値も保たれていれば，患者さんのSpO_2が86％と低くても大丈夫である．

5 ECMOの最大の敵は出血と感染であるため，胸水が溜まっていても胸腔穿刺は行わなかった．

6 VV-ECMO管理中の患者さんでせん妄を起こさないように，鎮痛・鎮静の調整や早期の経腸栄養を実施した．

1．✕ ECPRはCPAの際などに緊急で実施します．もちろん循環補助も必要ですので，VA-ECMOが基本となります．

2．✕ 人工呼吸管理を開始して7日以上経つと肺の線維化が進行し，不可逆的な状態（回復しない）になってしまいます．したがって，VV-ECMOは遅くとも人工呼吸1週間以内に開始することが望ましいです．

3．○ ECMOは流量（フロー）が高い方が望ましいです．そのため脱血カニューレも可能な限り太い方が望ましいです．成人の場合は最低22 Fr程度は必要です．

4．○ 条件を満たしてVV-ECMOが安定して回っていれば，SpO_2が90％を切っていても緊急で対応する必要はありません．安定している場合は低いSpO_2をみて，人工呼吸器の設定を上げないように気をつけましょう．

5．○ 胸水が溜まっていても，胸腔穿刺などは基本的に行いません．穿刺することで感染や，出血など合併症を起こさないようにしましょう．

6．○ 感染，出血に並んでせん妄もECMOの大きな合併症です．鎮痛・鎮静の毎日の調整が大事です．早期の経腸栄養も禁忌にはなりませんので，はじめていきましょう．

1 PICSなしのケアを目指そう ICU-AWとリハビリテーション

Story 1 ▶ 「手術は成功しました，だが患者は…」

早川Dr　昔こんなジョークがあったの知ってる？

志手Ns　いえ，知らないですけど．本末転倒ってことですか？

早川Dr：そうそう．

藍Ns　それがICUと何の関係があるんですか？

早川Dr：最近は救急や集中治療領域が急速に進歩していて，昔は助けられなかった症例でも救命できる例がだいぶ増えてきてはいるよね．でも高齢化ともあいまって命は助かったけど，その後歩けない，話せない，ご飯が食べられないって症例が増えてきているのも事実．

藍Ns：確かに私たちは**ICUを退室した患者さんが，その後どうなったのか**，歩いて退院できたのかって知る機会はとても少ないですものね．

Lecture 1 ▶ PICSを起こすと理想的なケアとかけ離れていく

　ICU退室後の患者さんは，身体的にも精神的にも健康を取り戻し，自宅や仕事などの社会生活に戻るのが理想的です．しかし現実には，歩けない，認知症のようだ，食事が食べられない，人工呼吸器離脱困難などが起こり，自宅や従来の社会活動に戻れないことが少なくありません．そういったICU後に起きる障害を**集中治療後症候群**（post intensive care syndrome：PICS）といいます．**PICSでは3大機能障害という身体機能障害（呼吸や筋力），認知機能障害（記憶力など），精神機能障害（うつやPTSDなど）を認めます．**せっかく救命できたのに，PICSを起こしてしまうと理想のICUケアとはかけ離れていってしまいますね．

　PICSが起こる原因はなんでしょうか？昔はICUに入室した患者さんで，原因がはっきりとよくわからない**筋炎**（critical illness myopathy：CIM）や**神経炎**（critical illness polyneuropathy：CIP）が起こるとされていました．しかしこれら筋肉や神経の障害は鑑別や診断が難しく，今ではこの2つをまとめて**ICU-AW**（ICU-acquired weakness）と呼んでいます．ICU-AWを起こす要因ははっきりとは不明ですが，いくつかのリスク因子が同定されています．これらのリスク因子が1つか複数重なって，ICU-AWに至り，最終的にはPICSの身体機能障害を発症するという流れです．PICSは身体機能障害だけでなく，認知や精神の問題もありますので，ICU-AWだけがすべての原因ではありませんが，1つのPICS発症のモデルとして重視されています（図1）．

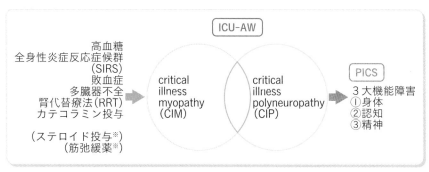

▲ 図1 **ICU-AWの原因となるリスク因子**
※ステロイド投与や筋弛緩薬は一見するとICU-AWのリスクになりそうだが，実際にはリスクにならないとする報告もあり，見解がまだ定まっていないことには注意

Story 2 ▶ ICU-AWを発見する方法は？

藍 Ns ：寝ていて使わないから，筋肉が落ちるんだって単純に考えていました．

天　使 ：どうやら，PICSはICUでの安静臥床だけが原因ではなさそうね．

藍 Ns ：PICSを起こさないようにするための対策ってあるんですか？

志宇Ns ：でも藍さん，対策の前にどんな患者さんがPICSを起こしやすいかがわからないとダメですよね．

藍 Ns ：それもそうね．PICSはICU-AWが原因と考えると，ICUで管理しているうちから，ICU-AWを起こしていないかチェックしてあげればいいんじゃないかしら．

早川Dr ：うん，それはいいアイデアだね．

Lecture 2 ▶ ICU-AWのチェック，MMTとMRCスコア

スクリーニング検査

　ICU-AWは筋炎（CIM）や神経炎（CIP）により起こりますので，以前は筋肉を顕微鏡でみる組織病理学的検査や，神経に対して電気生理学的検査が行われてきました．しかしこれは侵襲もあり，すべての患者さんに行うことは不可能です．そこでまずはこういった検査ではなく，簡単なスクリーニング検査でスコアリングする方法が発案されました．それがmedical research council（MRC）**スコア**になります．

MRCスコア

　ICU-AWは筋力が落ちるので，上肢の関節と，下肢の関節の6カ所，左右合わせて

合計12カ所を徒手筋力テスト（manual muscle testing：MMT）でチェックし，その合計点をスコアにします（図2）．MMTなら見聞きしたことはありますよね？ちなみにこの上肢3カ所，下肢3カ所というのは後で勉強するリハでも大事な関節ですので，どこのことかはまず覚えておきましょう（**上肢3つ：肩関節，肘関節，手関節，下肢3つ：股関節，膝関節，足関節**）．それぞれの関節でMMTを観察します．MMTは0〜5点で，6カ所の関節×左右＝12カ所で満点は60点です．ここで**48点/60点未満の場合は，ICU-AW**と定義しています．これがMRCスコアです．まあMMTさえ覚えてしまえば，楽勝の検査です．デメリットとしては，MRCスコアは検査するときに関節を動かしてもらうため，患者さんの協力が必要です．鎮静されている患者さんではちょっと難しいですね．

5（Normal）	強い抵抗を加えても動かせる	抵抗が強い弱い
4（Good）	抵抗を加えても動かせる	
3（Fair）	こちらが抵抗を加えなければ，重力に反して，動かせる．上げられたりできる	重力ありなし
2（Poor）	重力を除去すれば動かせる（ベッド上をなぞる程度）	
1（Trace）	筋肉がピクピクするだけで，関節は動かない	筋ピクありなし
0（Zero）	筋肉が全く収縮しない	

上肢：肩，肘，手 →3関節 ⎫ 左右あわせて
下肢：股，膝，足 →3関節 ⎭ 合計12カ所のMMTの総和

MRCスコア　48/60点未満でICU-AW

▲ 図2 MMT（徒手筋力テスト）

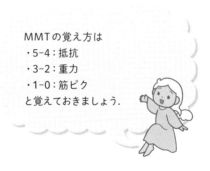

MMTの覚え方は
・5-4：抵抗
・3-2：重力
・1-0：筋ピク
と覚えておきましょう．

Story 3　PICSを起こさせない工夫はあるの？

藍 N s：ICUで鎮静されている患者さんにMMTは難しいときもありますけど，MRCスコアについてはわかりました．これならICU-AWの評価ができそうです．

早川Dr：**PICSは一度起こしてしまうと，自然に回復するというのは難しいし，ICUから退室してしまえば私たちがかかわれることも少なくなってしまう**から，早く発見して，介入することが大事だよね．

志宇Ns：そうですね．

天　使：私もICUからは原則，出られないのよね．

志宇Ns：え？そうなんですか？ずっとICUにいるのも大変ですね．

藍 N s：早く介入するという意味では，ICUに入室したすべての患者さんに対してできることがあるといいですね．

早川Dr：うん．それが**ABCDEFGHバンドル**だよ．

志宇Ns：ながっ！

Lecture 3　PICSを防ぐための ABCDEFGHバンドル

　2010年ごろには人工呼吸患者さんの管理を改善させるために，ABCDEバンドルというものがありました．これにFGHが加わって，更にパワーアップしました（表1）．このうちのABCDに関しては，前項で解説をしてきました．SATもSBT（AとB）も鎮痛・鎮静管理（C）も，せん妄管理（D）も，もうOKですよね？そして次に覚えて欲しいのはE：early mobility，すなわち早期離床，早期リハビリテーションです（早期運動と早期リハは厳密には異なるのですが，ここではリハの話で進めていきます）．**早期とは疾患が悪くなったり，手術をしてから48時間以内に開始するリハと定義**されています．なぜかというと，ICU-AWなどでみられる筋肉の障害，筋肉の減少はICU入室から48時間以内にはじまってくるからです．待ったなしですね（**障害のピークは2〜3週間といわれています**）．

A	awaken the patient daily：sedation cessation （SATの実施，毎日の覚醒トライアル）
B	breathing：daily interruptions of mechanical ventilation （SBTの実施，毎日の呼吸器離脱トライアル）
C	choice of sedation or analgesic exposure （鎮静・鎮痛薬の選択）
D	delirium monitoring and management （せん妄の発見と管理）
E	early mobility and exercise （早期リハ，早期離床）
F	family involvement, follow-up referrals, functional reconciliation （家族ぐるみの対応，フォロー先への紹介，機能的回復）
G	good handoff communication （ICU内や病棟への良好な申し送り）
H	handout materials on PICS and PICS-F （PICSやPICS-Fの書面での情報提供）

▲ 表1 ABCDEFGHバンドル

Story
4

早期リハは入室48時間以内に開始する

藍 Ns ：早期リハは48時間以内に開始するんですね．それじゃあリハの評価は入室
した初日，またはその次の日には行わないといけないですね．

早川Dr：その通り．

天　使：休日とかで，リハ科のドクターや理学療法・作業療法の先生がいないと評
価ができないようでは困ってしまうわね．

志宇Ns：そのためには，やっぱり私たちナースがリハの評価もできるようになって
おかないと．

大切なポイント

● 早期リハとは，疾患の新規発症，手術または急性増悪から48時間以内に開始
される

①ICUでの早期リハは有用か？

　何をもって「有用」と判断するかは定義にもよります．早期リハを行えば，PICSを完全に予防できるかというと必ずしもそうではありません．過去に人工呼吸管理のICU患者さんに対して，積極的に早期リハを行った群と通常群で比較検討された研究があります．結果，ICU滞在期間などは変わりませんでしたが，リハの評価スコアである**バーセルインデックス（barthel index：BI）や機能的自立度評価法（functional independence measure：FIM）は改善**していました．前項までに説明してきた，鎮痛・鎮静管理，せん妄対策，SATとSBTに加えて**早期リハも同じぐらい大事**と考えられています（表2）．

▼表2 リハ介入群と通常群の主要解析結果

	早期リハ 介入群(n=49)	通常群 (n=55)	p値	
退院時FIM	29(59%)	19(35%)	0.02	退院時のFIM やBIは改善, せん妄期間も 短い
ICUせん妄(日)	2.0(0.0-6.0)	4.0(2.0-7.0)	0.03	
せん妄を伴うICUで の期間割合(%)	33%(0-58)	57%(33-69)	0.02	
入院中のせん妄(日)	2.0(0.0-6.0)	4.0(2.0-8.0)	0.02	
せん妄を伴う入院中 の期間割合(%)	28%(26)	41%(27)	0.01	
退院時BI	75(7.5-95)	55(0-85)	0.05	
退院時のICUでの筋 力障害	15(31%)	27(49%)	0.09	
人工呼吸非装着*	23.5(7.4-25.6)	21.1(0.0-23.8)	0.05	
人工呼吸期間(日)	3.4(2.3-7.3)	6.1(4.0-9.6)	0.02	
生存者の人工呼吸期 間(日)	3.7(2.3-7.7)	5.6(3.4-8.4)	0.19	
死亡者の人工呼吸期 間(日)	2.5(2.4-5.5)	9.5(5.9-14.1)	0.04	
ICU入室期間(日)	5.9(4.5-13.2)	7.9(6.1-12.9)	0.08	有意差なし
入院期間(日)	13.5(8.0-23.1)	12.9(8.9-19.8)	0.93	
院内死亡率	9(18%)	14(25%)	0.53	

Data are n(%), median(IQR), or mean(SD). ICU=intensive care unit. *Ventilator-free days from study day 1 to day 28. Barthel index scale 0-100, APACHE II scale 0-71.
文献1より引用, 表外の赤字, 囲みは著者が追記

②バーセルインデックスと機能的自立度評価法

日常生活動作であるADLをチェックするための**バーセルインデックス（BI）**と，**機能的自立度評価法（FIM）**について簡単に説明しておきます．

バーセルインデックス（BI）

BIは**基本的なADL動作**を確認していく試験で，食事，移乗，整容，トイレ，入浴，歩行，階段，着替え，排便，排尿についてそれぞれの点数が決まっています．項目により点数が異なり，85/100点以上でADL自立などと評価されます．1955年にアメリカの理学療法士であるバーセル先生が開発したそうです（結構古いんですね）．リハの実施前後などの評価で，その効果を確認することができますが，ICUの患者さんでの早期リハの評価にはあまり向いていないように思えます（表3）．

機能的自立度評価法（FIM）

FIMはさらにそのADLを詳しく評価しようと，運動項目以外にも**認知項目**も入っています．合計18項目でそれぞれを1〜7点で評価します．こちらは1983年に開発されたそうです（それでも古い…）．着替えや，シャワー，階段などがあり詳しいのはいいことなのですが，BIと同じようにADL評価に重点が置かれているため，ICUでの早期リハの評価で使用するにはやや無理があるように思えます（図3）．

超有名なバーセルインデックスやFIMですが，ICUで使うには制限がありますね．でも他にすごいよいスコアがあるわけでもないので，今でも教科書や学会などではよく目にします．

▼ 表3 Bathel Index

Bathel Index

患者番号		生年月日				
患者氏名	様	性　別		年　齢		歳
傷病名		発症日				
評価日		評価担当				

評価項目	点数	コメント	得点
食事	10	自立, 自助具などの装着可, 標準的時間内に食べ終わる	
	5	部分介助	
	0	全介助	
車椅子と ベッド間 の移乗	15	自立, ブレーキ, フットレストの操作も含む	
	10	軽度の部分介助または監視を要する	
	5	座ることは可能であるがほぼ全介助	
	0	全介助または不可能	
整容	5	自立	
	0	部分介助または不可能	
トイレ動 作	10	自立	
	5	部分介助, 体を支える, 衣服, 後始末に介助を要する	
	0	全介助または不可能	
入浴	5	自立	
	0	部分介助または不可能	
歩行	15	45M以上の歩行, 補装具の使用の有無は問わず	
	10	45M以上の介助歩行, 歩行器の使用を含む	
	5	歩行不能の場合, 車椅子にて45M以上の操作可能	
	0	上記以外	
階段昇降	10	自立, 手すりなどの使用の有無は問わない	
	5	介助または監視を要する	
	0	不能	
更衣	10	自立, 靴, ファスナー, 装具の着脱を含む	
	5	部分介助, 標準的な時間内, 半分以上は自立で行える	
	0	上記以外	
排便コン トロール	10	失禁なし, 浣腸, 坐薬の取り扱いも可能	
	5	ときに失禁あり, 浣腸, 坐薬の取り扱いに介助を要する者も含む	
	0	上記以外	
排尿コン トロール	10	失禁なし, 収尿器の取り扱いも可能	
	5	ときに失禁あり, 収尿器の取り扱いに介助を要する者も含む	
	0	上記以外	

合計点数	0

文献2より引用

✓ 「運動 ADL」13 項目と「認知 ADL」5 項目で構成
✓ 各 7～1 点の 7 段階評価（合計：126 点～18 点）

自立	7点	完全自立
	6点	修正自立
部分介助	5点	監視
介助あり	4点	最小介助
	3点	中等度介助
完全介助	2点	最大介助
	1点	全介助

運動項目					認知項目	
セルフケア	排泄	移乗	移動		コミュニケーション	社会認識
食事／整容／清拭／更衣(上半身)／更衣(下半身)／トイレ動作	排尿コントロール／排便コントロール	ベッド・椅子・車椅／トイレ	浴槽・シャワー	歩行・車椅子／階段	理解(聴覚・視覚)／表出(音声・非音声)	社会的交流／問題解決／記憶
計42～6点	計14～2点	計21～3点	計14～2点		計14～2点	計21～3点
運動項目　計91～13点					認知項目　計35～5点	
合計126～18点						

▲ 図3 Functional Independence Measure（FIM）による ADL 評価
文献3より引用

まとめ

　この項の最初の最初で，ICU の目標は「何も起きず，安全かつ安心して，病棟・自宅・社会生活に戻ること」と述べましたよね．救命できても，PICS を起こしてしまえば，目標を達成することはできません．本項では PICS の身体機能障害の最大の原因は ICU-AW であり，それを予防するために ICU での早期リハビリテーションが重要であることを強調しました．ぜひ皆さんの力で早期リハを取り入れていきましょう．具体的に何をやっていくかは次項で説明していきます．

文献
1）Schweickert WD, et al：Early physical and occupational therapy in mechanically ventilated, critically ill patients: a randomised controlled trial. Lancet, 373：1874-1882, 2009（PMID：19446324）
2）公益財団法人長寿科学振興財団：健康長寿ネット　ADL低下（日常生活動作）
　https://www.tyojyu.or.jp/net/byouki/rounensei/adl.html
3）厚生労働省：中央社会保険医療協議会　診療報酬改定結果検証部会（第54回）議事次第　平成28年度診療報酬改定の結果検証に係る特別調査（平成29年度調査）の報告書案について　検－2－2参考
　https://www.mhlw.go.jp/stf/shingi2/0000183538.html

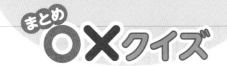

○か×で答えてください．×の場合は何が間違っているのかも考えてみましょう．

1 敗血症，腎代替療法（RRT），低血糖はICU-AWの原因となる． ☐

2 抵抗を加えなければ，腕をベッドから上げることができればMMTは4（good）である． ☐

3 MCRスコアは上肢3関節，下肢3関節の合計6カ所のMMTの総和であり，最高30点となる． ☐

4 早期リハビリテーションとは，疾患の発症や手術から48時間以内に開始される． ☐

5 Barthel indexでは運動項目以外にも，認知項目も評価することができる． ☐

---

1. × 高血糖がICU-AWの原因となります．他にもカテコラミンの使用や多臓器不全もリスクとして同定されています．

2. × この場合はMMTは3（Fair）です．4（good）は軽く抵抗を加えても動かすことができます．強い抵抗でも動かせれば5（Normal）．

3. × MRCスコアは上肢・下肢6関節で左右があるので，合計はMMT5点×6関節×左右2＝60点が最高得点になります．ちなみに48点未満でICU-AWと診断します．

4. ○ 経腸栄養もリハも，48時間以内に開始しましょう．

5. × 認知項目を評価することができるのはFIMです．ADL評価が目的のため，人工呼吸中の患者さんに使用するのは困難です．

2 Let's do it！ 関節可動域（ROM）訓練

Story 1 ▸ 関節可動域（ROM）訓練を学ぼう

 じゃあさっそく早期リハをやっていきましょ〜！

 お〜っ！

 やる気があるのはいいけど，何からやっていくのかしら？

 確かにいきなりリハをやればいいってわけじゃないよね．それにリハといっても，四肢関節の他動運動と自動運動，それから離床やADLトレーニング，作業療法などいっぱいあるからね．

藍 N s：ICUでは48時間以内にはじめるってことを考えると，**人工呼吸器が装着されていることが多い**ですよね．ということは，まずできることとしては四肢の他動運動でしょうか．

早川Dr：そうだね．患者さんの関節を動かしていく他動運動のことを関節可動域（ROM）訓練というね．**最近は早期離床も注目されている**けど，ここではICUで最も行う機会が多いROM訓練について学んでいきましょう．

リハをはじめる前の準備 開始基準があります

　実際にリハをはじめる前に，まずは準備が必要です．抜管もそうでしたよね．いきなり抜管しちゃうんじゃなくて，SATを行ってSBTを行って．それぞれでも開始基準，実施成功基準というふうにちゃんとステップがありました．リハも同じです．「いきなり離床」というわけではなくて，順番に行っていきます．

　まず48時間以内にはじめるのを早期リハといいましたが，実際にリハが開始できるかを評価しないといけません．これについては**「早期離床や早期からの積極的な運動の開始基準」**があるので，これをぜひ参考にしてください（表1）．例えば鎮静条件については，RASSが－2～1の間にあって不穏でないなどが条件となります．当たり前ですけどすごく不穏が強いときには，リハを行うのは困難ですよね．他にも痛みについてはCPOT 3点以上で痛みがあるとか，FiO_2が0.6以上などの呼吸不全がある場合は安全にリハが実施できないので保留とします．これは確定されたものでなく経験的に作られた数字なので，最終的にリハができるかどうかは多職種［例えばナースとドクターと理学/作業療法士（PT/OT），臨床工学技士（CE）など］で話し合い，総合的に判断していくのが望ましいでしょう．

▼ 表1 早期離床や早期からの積極的な運動の開始基準

	指標	基準値
意識	Richmond Agitation Sedation Scale（RASS）	－2≦RASS≦1 30分以内に鎮静が必要であった不穏はない
疼痛	自己申告可能な場合numeric rating scale（NRS） もしくはvisual analogue scale（VAS）	NRS≦3　もしくは　VAS≦3
	自己申告不能な場合behavioral pain scale（BPS） もしくはCritical-Care Pain Observation Tool（CPOT）	BPS≦5　もしくは　CPOT≦2
呼吸	呼吸回数 酸素飽和度（SaO_2） 吸入酸素濃度（F_IO_2）	＜35 /minが一定時間持続 ≧90％が一定時間持続 ＜0.6
人工呼吸器	呼気終末陽圧（PEEP）	＜10 cmH_2O
循環	心拍数（HR） 不整脈 虚血 平均血圧（MAP） ドパミンやノルアドレナリン投与量	HR：≧50 /minもしくは ≦120 /minが一定時間持続 新たな重症不整脈の出現がない 新たな心筋虚血を示唆する心電図変化がない ≧65 mmHgが一定時間持続 24時間以内に増量がない
その他	・ショックに対する治療が施され, 病態が安定している ・SATならびにSBTが行われている ・出血傾向がない ・動く時に危険となるラインがない ・頭蓋内圧（intracranial pressure, ICP）＜20 mmHg ・患者または患者家族の同意がある	

元の血圧を加味すること. 各数字については経験論的なところもあるのでさらに議論が必要である.
文献1より転載

Story 2 ▶ 病状や開始基準だけでなく，
みんなでスケジュールチェックをしよう

早川Dr：ナース，ドクターとPT，OT，CEや薬剤師などとリハ回診を行って，48時間以内にリハの開始やどのようなプログラムでやっていくかを話し合おうね．

志宇Ns：CEや薬剤師まで入ってもらうんですか？

早川Dr：そうそう．例えばCHDFを行っているからこれを交換している時間にリハを行おうとか，鎮静が深いからリハの時間に鎮静レベルがちょうどよくなるように調整してもらおうとか，CEや薬剤師の意見があるといいよね．

藍 Ns：なるほど，それぞれの立場があるから，みんなで決められればベストですね．

早川Dr：ナースは看護ケアの時間を避けるとか，担当医から今日はCTを撮りに行くからこの時間は無理とか．

志宇Ns：病状だけでなく，1日のスケジュールを通して考えるんですね．

天 使：何事も行き当たりばったりじゃあダメね．計画性が大事よ．

Lecture 2 ▶ リハは事前の計画と準備がとっても重要

　リハ回診ではリハビリテーション計画書などを用いて，ICU入室患者さんの全員に評価を行います．特に決まった様式があるわけではないので，病院ごとにぜひオリジナルの計画書や記録を作ってみてください．参考として計画書の一例を提示します（図1）．ここでは**リハレベル**というものを設定して，レベル1〜5までステップアップしていきます．人工呼吸器の装着中で鎮静をされていて意識がない場合でもROM訓練はできるので，これを最低のレベル1とします．他にリハの禁忌事項がなく，また意識がある場合は端座位や離床などに進んでいきます．患者さんの状態はICUでは逐一変化するので，できれば毎日確認したり話し合うことが大事です．

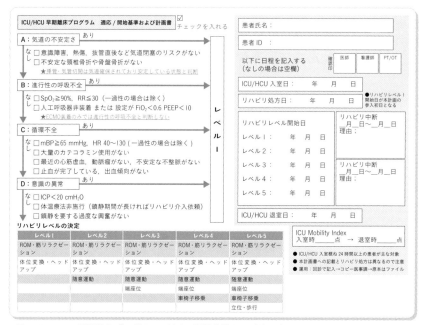

ICU/HCU 早期離床プログラム　適応／開始基準および計画書　☑ チェックを入れる

患者氏名：

患者ID：

A：気道の不安定さ あり

なし
- □ 意識障害，熱傷，抜管直後など気道閉塞のリスクがない
- □ 不安定な頸椎骨折や骨盤骨折がない
  - ★挿管・気管切開は気道確保されており安定している状態と判断

B：進行性の呼吸不全 あり

なし
- □ SpO₂≧90％，RR≦30（一過性の場合は除く）
- □ 人工呼吸器非装着 または 設定がFiO₂<0.6 PEEP<10
  - ★ECMO装置のみでは進行性の呼吸不全と判断しない

C：循環不全 あり

なし
- □ mBP≧65 mmHg，HR 40〜130（一過性の場合は除く）
- □ 大量のカテコラミン使用がない
- □ 最近の心筋虚血，動脈瘤がない，不安定な不整脈がない
- □ 止血が完了している，出血傾向がない

D：意識の異常 あり

なし
- □ ICP<20 cmH₂O
- □ 体温療法非施行（鎮静期間が長ければリハビリ介入依頼）
- □ 鎮静を要する過度な興奮がない

レベル I

以下に日程を記入する（なしの場合は空欄）　確認印　医師　看護師　PT/OT

ICU/HCU 入室日：　　年　　月　　日

リハビリ処方日：　　年　　月　　日　　●リハビリレベルI 開始日が本計画の参入初日となる

リハビリレベル開始日			リハビリ中断 ＿＿月＿＿日〜＿＿月＿＿日 理由：
レベル1：	年 月 日		
レベル2：	年 月 日		
レベル3：	年 月 日		リハビリ中断 ＿＿月＿＿日〜＿＿月＿＿日 理由：
レベル4：	年 月 日		
レベル5：	年 月 日		

ICU/HCU 退室日：　　年　　月　　日

ICU Mobility Index
入室時＿＿＿＿点　→　退室時＿＿＿＿点

- ● ICU/HCU 入室後も24時間以上の患者が主な対象
- ● 本計画書への記載とリハビリ処方は異なるので注意
- ● 運用：回診で記入→コピーを医事課→原本はファイル

リハビリレベルの決定

レベル1	レベル2	レベル3	レベル4	レベル5
ROM・筋リラクゼーション	ROM・筋リラクゼーション	ROM・筋リラクゼーション	ROM・筋リラクゼーション	ROM・筋リラクゼーション
体位変換・ヘッドアップ	体位変換・ヘッドアップ	体位変換・ヘッドアップ	体位変換・ヘッドアップ	体位変換・ヘッドアップ
	随意運動	随意運動	随意運動	随意運動
		端座位	端座位	端座位
			車椅子移乗	車椅子移乗
				立位・歩行

▲ 図1 ICU/HCU 早期離床プログラム　適応／開始基準および計画書

　リハ回診の際に，左側のABCDにかかわるチェックリストをチェックして，禁忌事項がないかを確認します．もしこれらの禁忌事項に該当すればレベル1となります．体位交換やROM訓練は実施可能なことが多いです．病状が改善していけば，リハレベルをステップアップし，自動運動や端座位訓練，離床へと進んでいきます．

　右側はICU入室日やリハレベルが変更された日，手術などでリハができなかった理由などを記載しておきます．

Story 3

実際にROM訓練をやっていきましょう

藍Ns：患者さんが鎮静をされていても，状態が安定していればROM訓練はできますね．

早川Dr：うん．だからICUではROM訓練は基本中の基本になるから，ぜひみんなで覚えてほしいんだ．

藍Ns：ROM訓練はやったことはありますが，なんとなくやっている部分もあるか

ら正直自信ないかもです.

早川Dr：じゃあ，今日はROM訓練の基本と大事なポイントについてだけ説明してい
くね．これを聞いておけば，自信をもってやることができるはずです.

①ROM訓練の大事なこと

この項ではROM訓練をしっかりおさえていきます．ポイントは総論的には2点あ
ります．1つ目は**ROM訓練も立派なリハなので，なんとなくではなく計画的にやる**
ことです．そのためには時間を決めることが大事です．忙しいので短い時間，例えば
10分×2setでもOKです．午前中の清拭の後，午後の体交の後などに時間を作れな
いか検討しましょう．それからどのような形でもいいので，**リハとしてやったことを
記録に残します**．専用の様式があればそれを利用してもいいですし，なければカルテ
に記録しておきます．これは次に実施する人たちの参考にもなるし，日々の改善も感
じられたりしてモチベーションにもなります.

それから2つ目に大事なのは，**人により関節の可動域が異なるということ**です．高
齢の患者さんなどでは，もともとの関節可動域が半分ぐらいの方もいます．無理にガ
シガシ関節を曲げたり伸ばしたりしていればいいということではありません．**動かす
ときは痛みのない範囲でゆっくり，無理に動かさないということが大事**です.

関節は上半身で3つの関節，下半身で3つの関節があります．上半身は肩，肘，手
の関節，下半身は股，膝，足の関節です．この6つの関節はすべての基本になりま
す.

大切なポイント

- 1日のなかで時間を決めてやる（10分×2setでもOK）
- その日にやったことを記録に残す
- 上半身は肩，肘，手の関節，下半身は股，膝，足の関節がある
- 痛みのない範囲でゆっくり，無理に動かさない

▶ ②ROM訓練のやり方とダメパターン

　ここからは関節ごとに，ROM訓練のやり方やコツ，やってはいけないダメパターンを簡潔に説明します．

■上半身の関節

①肩関節（shoulder）

- 肩の屈曲は90〜120°に留めておきます．それ以上は肩関節の炎症の原因になることがあります．**イメージは患者さんの耳の高さまでです**．無理に180°まで上げなくても大丈夫です（図2）
- この際，肘は伸展位で支点が動かないように手を添えます

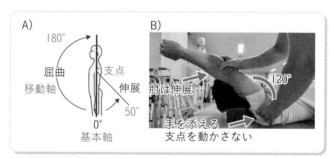

▲図2 肩関節のROM訓練①
A）文献2より引用，赤字は著者が追記

- 肩の外転は90°ぐらいまででOKです（図3）
- それ以上やる場合は外旋させながら行っていきます（図4）．すなわち外転と外旋・内旋は一緒にやってもよいです

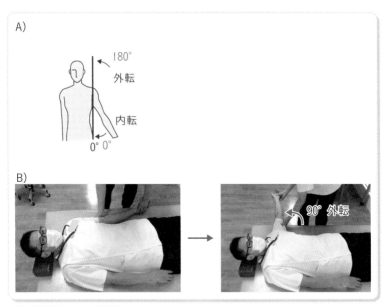

▲ 図3 肩関節の ROM 訓練②
A) 文献2より引用，赤字は著者が追記

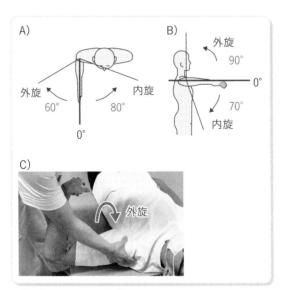

▲ 図4 肩関節の ROM 訓練③
A，B) 文献2より引用，赤字は著者が追記

ダメパターン

- **筋緊張が強いときや高齢者で筋が硬い場合で起こります．外旋・内旋のときに肩が浮いてしまっています．これ以上無理にやると肩関節を損傷してしまいます**（図5）
- こうならないように，外転と一緒にやるようにしましょう

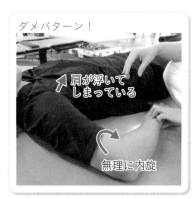

▲ 図5 肩関節のROM訓練④

②肘関節（elbow）

- 片手を支点である肘に添えてあげます（図6）
- 手関節が動かないように保持してあげます（図7）
- 肩関節が動かないように肘は屈曲させた状態で行います
- 反対側の手で「前腕」がちゃんと回っているかを確認しましょう．便宜上，肘の項目に入れていますが，ここで大事なのは前腕の動きです

ダメパターン

- 肘関節が硬いと肩で代償をしようとします．肘を伸展した際に肩が上がってしまわないようにしましょう（図6C）

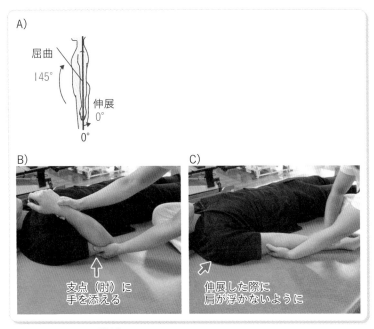

▲ 図6 肘関節のROM訓練①
A）文献2より引用，赤字は著者が追記

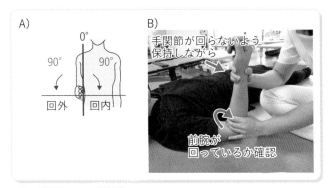

▲ 図7 肘関節のROM訓練②
A）文献2より引用，赤字は著者が追記

③手関節（wrist）

- 前腕を保持して動かないようにして，手関節だけをしっかりと動かしてあげます（図8）
- 指を一緒にやってもOKです

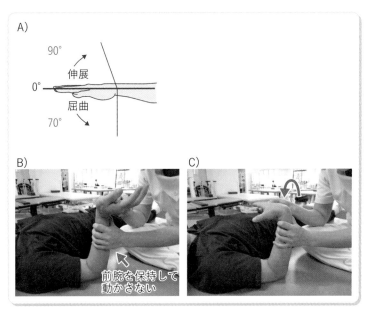

▲ 図8 手関節のROM訓練①
A）文献2より引用，赤字は著者が追記

- 指は無理にやらなくてもいいですが，親指だけはやってあげましょう（図9）
- **橈骨動脈にAラインが入っていて固定されているときや，熱傷などでは手関節や指関節がいつの間にかガチガチに固縮してしまっていた，なんてことがあります**
- 特に手指は浮腫がある場合，最も拘縮しやすいです．こういう場合はしっかりと指も外転・内転を行います

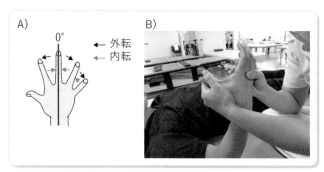

▲ 図9 **手関節のROM訓練②**
A) 文献2より引用

■下半身の関節

①股関節（hip）

● 関節脱臼をしていたり，人工関節が入っていると，屈曲・内転・内旋など禁忌に該当する場合があります．既往歴を確認するとともに，詳細が不明の場合は問い合わせを行いましょう

● **足を面で保持するようにします．すなわち患者の足底を自分の前腕全体で支える**ような感じです．自分の手では踵をもちます（図10）

● 反対側の手を膝に添えてあげます

ダメパターン

● 患者さんの足首をガシッともって，ぐいぐい動かすのはダメです（図10C）

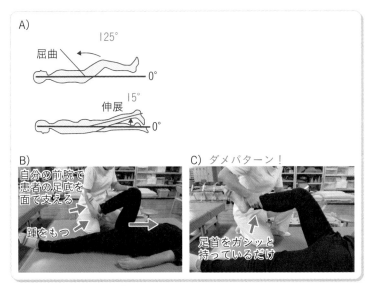

▲ 図10 股関節のROM訓練①
A) 文献2より引用，赤字は著者が追記

- 内転−内旋・外転−外旋は一緒にやってもOKです．どちらにしても股関節は90°の屈曲位で行ってあげます（図11）

ダメパターン

- 股関節の**手術歴や腰痛歴などがある場合は，特に内転・内旋時は関節が傷ついたり動かないことがあります**．無理に行わなくても大丈夫です
- 外転・外旋のときに反対側の腰が浮いてしまわないように注意しましょう．浮いている場合は，それ以上曲げないようにします

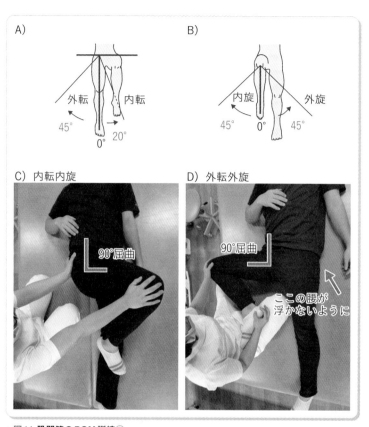

▲ 図11 股関節のROM訓練②
A, B) 文献2より引用, 赤字は著者が追記

②膝関節（knee）

- 股関節と同じように，人工関節が入っていると，屈曲・伸展など禁忌に該当する場合があります．既往歴を確認するとともに，詳細が不明の場合は問い合わせを行いましょう
- 支点である膝に手を添えながらしっかりと曲げてあげます（図12）

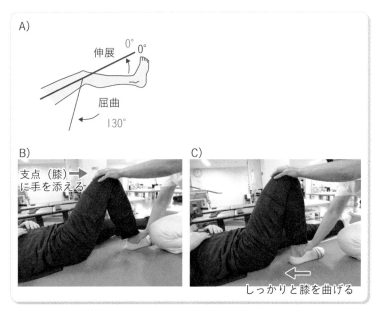

▲ 図12 膝関節のROM訓練
A）文献2より引用，赤字は著者が追記

③足関節（ankle）

- 膝関節を保持して，伸展位で固定しておきます
- 股関節のときと同じように，**自分の前腕で患者さんの足底を支え，自分の手で患者さんの踵をもちます**（図13）
- 自分の重心を移動させて，体を動かしてしっかりと伸展（背屈）してあげます
- ベッドに上がって行うやり方と，ベッドサイドで行うやり方がありますが，基本的な事項は同じです
- 屈曲（底屈）は特にやらなくても大丈夫です（図14）．ICUの患者さんは自然状態でも尖足気味になってしまっていますからね

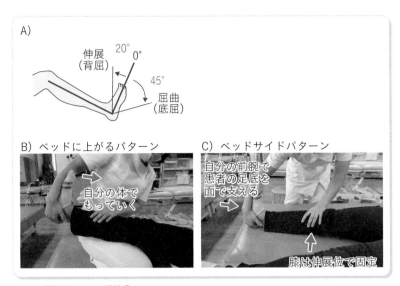

▲ 図13 足関節のROM訓練①
A）文献2より引用，赤字は著者が追記

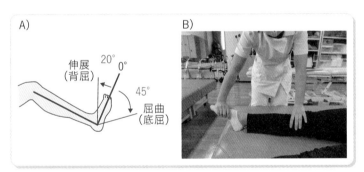

▲ 図14 足関節のROM訓練②
A）文献2より引用，赤字は著者が追記

> **まとめ**
>
> どうでしょうか？ ROM訓練ができる自信がついてきたでしょうか？ ROM訓練はICUリハの基本になります．ここをクリアしたら，端座位，離床，ADL訓練とその先に続いていきます．短い時間でもOKですので，計画的に毎日行っていきましょう．この毎日のコツコツが，必ずや患者さんがみんな元気に歩いて退院して仕事に復帰する…そういった理想のICUに近づく唯一の方法となります．

文献

1）日本集中治療医学会早期リハビリテーション検討委員会：集中治療における早期リハビリテーション 〜根拠に基づくエキスパートコンセンサス〜．日集中医誌, 24：255-303, 2017
2）「関節可動域表示ならびに測定法　2022年4月改訂」(日本整形外科学会, 日本リハビリテーション医学会, 日本足の外科学会)
https://www.jarm.or.jp/member/document/kadou/03.pdf

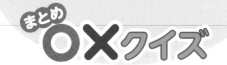

○か×で答えてください．×の場合は何が間違っているのかも考えてみましょう．

1 人工呼吸器装着中は，積極的な運動は行えない． ☐

2 RASSが-2であったため，早期運動の開始基準を満たさなかった． ☐

3 痛み評価でCPOTが4点のため，早期運動の開始基準を満たさなかった． ☐

4 リハは回診や計画書などを用いて，具体的に実施内容を設定する． ☐

5 ROMは肩，肘，手の関節と股，膝，足の関節の6カ所の関節に注目して行う． ☐

6 右膝に古い手術創を認めたが，既往歴には特に記載がなかったので，両膝関節のROM訓練をしっかりと行った． ☐

1. × 無理に離床までする必要はありません．できる範囲で行っていきましょう．ROM訓練や端座位であっても，立派な早期運動リハです．

2. × RASSは-2から1までが開始基準を満たします．30分以内に鎮静が必要な不穏がないことも条件です．

3. ○ CPOTが2点以下で痛みがないことを確認します．

4. ○ やれる範囲でやりましょうではなくて，計画的に時間や内容を決めて行うことが大事です．

5. ○ ROM訓練で注目する関節です．具体的なやり方も学んでいってください．

6. × 古いものであっても，人工関節などが入っている可能性があります．確認できるまでは，その部位のROM訓練は避けた方が無難です．

安心・安全なICUを目指そう

勉強会楽しかったわね．私はずっとICUにいるけど，いつも新しい発見の毎日よ．

私が新人の頃，あなたにずっとサポートしてもらっていたこと，すっかり忘れていてごめんなさい．

天　使：いいのよ，それだけあなたが成長したってことよ．

藍Ns：これからもICUのことや，新人ナースたちのことを見守っていてくださいね．

これから先輩に質問攻めにされて，わからないことがあったら天使さんに聞くので，よろしくお願いします．

天　使：もちろんいいけど，そのときはちょっとした分け前をいただくからね．とりあえず，今日は喉が渇いたから生食50 mLをもってきてちょうだい！

藍Ns：えっ，生食を飲むの！？

志宇Ns：それにしても，今回はとっても勉強になりました．鎮痛が大事とか，せん妄対策も．

藍Ns：気管挿管の介助も自信をもってできるわね．

志宇Ns：それから，人工呼吸器が何をしてくれるかとかも，よくわかりました．

藍Ns：私もいろいろ，ためになったわ．「教えることは学ぶこと」ね．これからもビシバシ教えてあげるわね．

ということは，一番勉強になったのはこのボクかな．これからも勉強会やレクチャーを通じて，みんなの力で世界で一番安心で安全なICUが作れるように頑張っていこうね．

藍Ns：はい，よろしくお願いします．

索 引

和文

あ行

か行

さ行

◆著者プロフィール◆
早川　桂（Hayakawa Katsura）

国家公務員共済組合連合会　虎の門病院　集中治療科

- 順天堂大学医学部卒業，さいたま赤十字病院高度救命救急センター勤務等を経て，現職．日本救急医学会専門医・指導医，日本集中治療医学会専門医，日本中毒学会認定クリニカル・トキシコロジスト．著書に「教えて！ICU　集中治療に強くなる」シリーズ3冊（羊土社）.

- 患者さんのために，世界で最も安全で安心のできるICUを目指しています．ICUの総合力を上げるためには教育活動が欠かせないとの想いから，若手医師や看護師の指導・教育のために勉強会活動にも注力しており，全国から評判をいただいております．勉強会にはいつでもお誘いください．

- 中学生の時から図書委員会を務め，今は自他共に認める医学書マニア．ハウツー本から成書，論文までたくさんの文献・書物に目を通すのが趣味．他にもワイン，アップル製品，クラシック音楽の鑑賞が好き．

2年目からのICU看護
気道・呼吸・鎮静ケア
いつもの看護の根拠がわかる！

2024年3月20日　第1刷発行

著　者　早川　桂

発行人　一戸裕子

発行所　株式会社　羊　土　社
　　　　〒101-0052
　　　　東京都千代田区神田小川町2-5-1
　　　　TEL　　03（5282）1211
　　　　FAX　　03（5282）1212
　　　　E-mail　eigyo@yodosha.co.jp
　　　　URL　　www.yodosha.co.jp/

ⓒ YODOSHA CO., LTD. 2024
　Printed in Japan

ISBN978-4-7581-0977-2

本文イラスト　はやしろみ

カバーイラスト　仲川麻子

印刷所　広研印刷株式会社

本書に掲載する著作物の複製権，上映権，譲渡権，公衆送信権（送信可能化権を含む）は（株）羊土社が保有します．
本書を無断で複製する行為（コピー，スキャン，デジタルデータ化など）は，著作権法上での限られた例外（「私的使用のための複製」など）を除き禁じられています．研究活動，診療を含み業務上使用する目的で上記の行為を行うことは大学，病院，企業などにおける内部的な利用であっても，私的使用には該当せず，違法です．また私的使用のためであっても，代行業者等の第三者に依頼して上記の行為を行うことは違法となります．

JCOPY ＜（社）出版者著作権管理機構　委託出版物＞
本書の無断複写は著作権法上での例外を除き禁じられています．複写される場合は，そのつど事前に，（社）出版者著作権管理機構（TEL 03-5244-5088，FAX 03-5244-5089，e-mail：info@jcopy.or.jp）の許諾を得てください．

乱丁，落丁，印刷の不具合はお取り替えいたします．小社までご連絡ください．

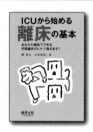
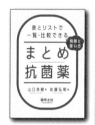
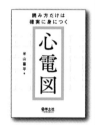